万全儿科

家传常用十三方

编著◎李成年 杨云松 熊 斌

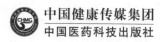

中国健康传媒集团

中国医药科技出版社

内 容 提 要

万全是明代著名儿科医家，万氏三世业医，经验颇丰。本书收录了万氏三世家传常用的十三个小儿治病医方，对每个方子从组成、方解、功效、药论及现代临床应用经验等方面进行系统筛选整理，希望能为儿科临床提供新的思路和方法，让古代文献中的精华焕发出新的生机和活力。本书适合中医儿科临床工作者和方剂研究者参考使用。

图书在版编目（CIP）数据

万全儿科家传常用十三方/李成年，杨云松，熊斌编著 .—北京：中国医药科技出版社，2023.3

ISBN 978 - 7 - 5214 - 3497 - 2

Ⅰ.①万⋯　Ⅱ.①李⋯②杨⋯③熊⋯　Ⅲ.①中医儿科学—秘方—汇编　Ⅳ.①R289.54

中国版本图书馆 CIP 数据核字（2022）第 204900 号

美术编辑　陈君杞
版式设计　诚达誉高

出版　**中国健康传媒集团** | 中国医药科技出版社
地址　北京市海淀区文慧园北路甲 22 号
邮编　100082
电话　发行：010 - 62227427　邮购：010 - 62236938
网址　www. cmstp. com
规格　710 × 1000mm ¼₆
印张　7¼
字数　138 千字
版次　2023 年 3 月第 1 版
印次　2023 年 3 月第 1 次印刷
印刷　三河市万龙印装有限公司
经销　全国各地新华书店
书号　ISBN 978 - 7 - 5214 - 3497 - 2
定价　35. 00 元
版权所有　盗版必究
举报电话：010 - 62228771
本社图书如存在印装质量问题请与本社联系调换

获取新书信息、投稿、为图书纠错，请扫码联系我们。

前　言

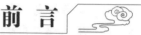

　　万全（1499～1582 年），字全仁，号密斋，湖北省罗田县大河岸镇人。明代著名儿科学家，出身世医之家，祖籍江西豫章（今江西省南昌市），其父年幼时便举家徙居湖北罗田，祖、父二代均为当地儿科名医。在万全年幼时，父亲万菊轩希望他能习举子业，便让他拜师于当地的大儒胡柳溪、张玉泉门下习儒，其于 19 岁时入邑庠为诸生。后因世间习俗和其父万菊轩的身体原因，万全便一边修习举子业，一边继承家学。其间常代父出诊，或为师生的小孩治病，遂渐有医名。后有几次乡试，万全或因赴疫区救治儿童而错过考试时间，或因考试未中，直到 28 岁补为廪膳生。30 岁时父亲万菊轩卒世，其后万全便弃举从医。

　　万全业医，以《黄帝内经》《难经》为本，精研《脉经》《伤寒论》《神农本草经》，博采仲景、河间、东垣、丹溪诸家，医术日精，兼通内、外、妇、儿各科及养生学，传家学而尤以儿科驰名，行医足迹遍及鄂东南，远至湖北武昌、郧阳及江西等地，活人甚众。所到之处，传播医学知识，痛斥庸医误人，反对巫医惑乱。在医德医风方面，能"视人之子如己之子"，治病不记宿怨，不计财帛，深受百姓爱戴。其中知县和布政使赠予的两块"儒医"匾额，代表了民众对他医术的肯定，也是他一生的骄傲。临证之余，他还勤于著述，把自家几代名医治疗小儿疾病的秘方绝技写于书中，传于世人，造福后世，实为后世之楷模。今所传世的著作都是他晚年完成的，也是他一生临床经验的总结。

　　万全的著作总结了其三代家传医术的临证经验，在理论联系实践的基础上有很多独到之处，说理简明，方药灵验，有较高的实用价值和可重复性。

　　汉阳恪斋张坦议在万全的《片玉心书》的序中这样写道："大凡医之为理，有可以简而明者，有不可以简而明者。""万先生育婴书，始以分门心诀，继以各脏发挥，终以痘疹科目，反复论辨，再三开导，可谓无症不备，无法不全，无理不透者矣。"对万全的著作给予了充分的肯定，短短几句话就道出了辨治小儿疾病的哲理。

　　本书则是在万全的《片玉心书》相关内容基础上，结合古代中医文献的论述和后世医家的临床经验，从组方、方解、功效、药论及临床体会等方面，对其三世家传的常用儿科治病十三方进行了较为系统全面的阐述，希望能为现代儿科临床诊治提供新的思路和方法，让古代文献中的精华焕发出新的生机和朝气。但愿我们的努力能有益于儿科临床，也希望这本书能给儿科临床工作者及研究者提供一些参考和借鉴。当然，由于水平有限，本书难免有一些不足之处，敬请同道批评指正，以作为我们成长进步的资财。

　　【药物炮制】、【方解】、【药论】中特殊字体部分为编者所加，以与古籍原著部分进行区分。

编　者

2022 年 8 月 20 日

凡　例

一、组成、药物炮制、服用方法、方论部分都是基于对万全著作进行文献梳理后，将相关文字摘录在下面，并注明原文所在著作书名。

二、主治部分，基于对万全著作进行相关文献梳理后，依据主治疾病进行分类，因为做现代病名判断有些困难，故保留原著中的诊断，或根据解决的主要问题进行命名。将原文放在相应的病名之下。

三、方解部分，参考方论原文，并结合作者自己的理解进行阐述说明，着重讲解组方原理。

四、药论部分，先讲明药物的相关知识，然后从明代以前的本草著作中选择相关的论述附在药物条目之下，希望读者能参考明代以前的药物认识深入理解万全的家秘方。

五、病案赏析部分，从万全著作中摘录出与家秘十三方有关的医案，注明医案出处，结合医案内容进行赏析解说，其目的是帮助读者读懂医案，从医案的赏析中也希望能加深读者对十三方的认识和理解。对于有些方药没有医案，此处就空缺，不再补录其他医案。

六、现代临床应用部分，根据查阅的现代临床文献，归纳总结出十三方在现代临床上的运用经验，包括治疗病症、方药、用法、疗效等，希望读者既能继承前人经验，又能了解现代临床的运用发展概况。对于没有查阅到现代临床文献的，此处保留空缺。

七、为使读者原汁原味地阅读古籍，书中古籍药用剂量保持原貌，未做换算。

八、古籍原文内容采用宋全字体表述，作者所加内容采用宋体之外的字体表述。

九、书中所涉及万全著作包括《片玉心书》《育婴家秘》《幼科发挥》《广嗣纪要》《痘疹心法》。

目　录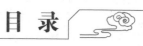

抱龙丸

【组成】牛胆南星制五钱　天竺黄　辰砂各一钱　琥珀三分　牛黄二分　麝香半分　珍珠三分　白檀香三分　枳实　枳壳各三分

【药物炮制】牛胆南星：腊月取生南星去皮脐，研末，放于牛胆（有的地区用猪或羊的胆代替）中，阴干备用，或者是将生南星研末，与新鲜牛胆汁一起熬成浓汁加工制成小块状。

天竺黄：青皮竹竿内的分泌液经干燥凝结而成的块状物。以秋、冬二季采收，砍破竹竿，剖取竹黄，晾干。

辰砂：即朱砂。将辰砂矿石击碎，除去石块杂质，水飞极细，装瓶备用。

琥珀、牛黄、麝香、珍珠、白檀香：研末冲服，不入煎剂。

枳实、枳壳：均以麸炒为宜。

【服用方法】共为末，山药打糊为丸，如黄豆大，金箔为衣。潮热，灯芯汤化下；惊风，薄荷汤下；咳嗽，白开水化下。(《《片玉心书》卷之五》)

【主治】

1. 形实壮热

治形实壮热，昏睡气粗，或痰壅嗽，惊风搐搦。(《片玉心书》卷之五)

2. 夜热防抽

夜热者，但夜发昼退，此血虚证也。以人参当归散治之，更兼抱龙丸，以防作搐。(《片玉心书》卷之五)

3. 小儿头热

小儿之头，四时要凉，但见头热，即有病生，可预服抱龙丸。(《片玉心书》卷之五)

4. 心脾有热，上蒸于肺

鼻干者，心脾有热，上蒸于肺，故津液枯竭而结，当清热生津，导赤散吞抱龙丸治之。(《片玉心书》卷之五)

5. 热惊风

如无时冷汗出，发根如头珠，面颜上溅溅然，此为惊风，宜抱龙丸、四君子汤，加麻黄根治之。(《片玉心书》卷之五)

如曾因风寒而成者，其症发过略醒，须臾复发。轻者，只用导赤散吞下泻青

丸，以清心肝之火，后以抱龙丸治痰，保命丹除风，缓缓调之。(《片玉心书》卷之四)

凡治急惊风，除饮食一症外，不可遽用下药，必先问其大小便何如。若小便清，大便通利，其邪在表，只用导赤散加防风，或泻青丸去大黄加全蝎作汤服之，去表中之寒邪，其风自退。后以辰砂五苓散调之，不可犯麝香，恐引邪入里。若小便赤涩，大便秘结，此邪在里，可用五色丸下之，后用抱龙丸、保命丹调之。(《片玉心书》卷之四)

凡小儿但有潮热，观其两颊若赤，目上视者，必作惊风也。当先以导赤散，加灯心、薄荷以去其热，次用抱龙丸以安其神，则风自不作矣。(《片玉心书》卷之四)

壮热者，一向热而不已，由气血壅实，五脏生热，郁蒸于内，则睡卧不安，精神恍惚，熏发于外，则表里俱热，躁急喘粗，甚则发惊痫。先以导赤散、泻青丸以治其热，后以抱龙丸镇其惊。如实热，大小便秘者，三黄丸下之。(《片玉心书》卷之五)

6. 客忤中恶

如见生人、异扮人，或六畜跳跃异者，或鬼神恶状者，或迅雷击鼓、一切大声使儿成客忤者，此内生之病也。宜安神去痰，不尔，病根日深，但见闻原忤之例即发，儿成痫矣。抱龙丸主之。(《育婴家秘》卷之二)

7. 小儿头囟肿起

头囟肿起者，此因热在内，其气上冲，故而肿起。宜退热疏风，泻青丸、抱龙丸主之。(《片玉心书》卷之五)

【方解】牛胆南星、天竺黄、辰砂、牛黄均有清化热痰、息风定惊之功；而天竺黄、辰砂、琥珀、珍珠、麝香则能定惊安神，开窍醒脑；白檀香气味芳香，醒脾开窍，具有调中和胃以祛痰湿之功；枳实、枳壳具有宽胸理气、化痰祛湿之效。诸药组合共奏清热化痰、镇静安神之功。

【方论】抱者，养也；龙者，纯阳之物也。小儿纯阳无阴，所以病则有热，热则生风，必用此药，所以养其阴而济之，令不太过也。又青龙位，肝木属之，小儿肝常有余，脾常不足，故以此药抑肝扶脾，乃名抱龙。(《片玉心书》卷之五)

【药论】

1. 枳实

味苦、辛，性微寒。归脾、胃、大肠经。能够破气消积，化痰除痞。用于食积停滞，腹痛便秘，以及泻痢不畅，里急后重之证。枳实苦泄辛散，行气之力较猛，故能破气除胀，消积导滞。如食积不化，见脘腹胀满，嗳腐气臭者，可配山楂、麦芽、神曲等以消食散积；若热结便秘，腹痛胀满可配厚朴、大黄以行气破结，泻热通便，即小承气汤；如脾胃虚弱，运化无力，食后脘腹痞满作胀者，常与白术配伍，即枳术丸，可消补兼施，以健脾消痞；如湿热积滞，泻痢后重者，可配大黄、黄连、黄芩等药以泻热除湿，消积导滞，即枳实导滞丸。治疗痰浊阻塞气机引起的胸脘痞满，取本品行气消痰，以通痞塞；如胸阳不振，寒痰内阻，见胸痹而兼心下痞满、气从胁下上逆者，可配薤白、桂枝、瓜蒌等使用，如枳实薤白桂枝汤；若心下痞满，食欲不振，神疲体倦者，可配厚朴、半夏曲、白术等品，如枳实消痞丸；如病后劳复，身热，心下痞闷者，可配栀子、豆豉，即枳实栀子豉汤。此外，本品还可用于胃扩张、胃下垂、脱肛、子宫脱垂等，宜配补气药同用，方可巩固疗效。近年发现其又有升高血压的作用。

《神农本草经》：味苦，寒。生川泽。治大风在皮肤中，如麻豆苦痒，除寒热结，止痢，长肌肉，利五脏，益气轻身。

《日华子本草》：健脾，开胃，调五脏，下气，止呕逆，消痰，治反胃，霍乱，泻痢，消食，破癥结痃癖，五膈气，除风，明目，及肺气水肿，利大小肠，皮肤痒。痔肿，可炙熨。

《药性赋》：枳实，味苦、酸，性微寒，无毒。沉也，阴也。其用有四：消胸中之虚痞，逐心下之停水，化日久之稠痰，削年深之坚积。枳壳，味苦酸，性微寒，无毒。沉也，阴也。其用有四：消心下痞塞之痰，泄腹中滞塞之气，推胃中隔宿之食，削腹内连年之积。

《本草纲目》：大抵其功皆能利气。气下则痰喘止，气行则痞胀消，气通则痛刺止，气利则后除。故以枳实利胸膈，枳壳利肠胃。然仲景治胸痹痞满，以枳实为要药；诸方治下血痔痢，大肠秘塞，里急后重，又以枳壳为通用。则枳实不独治下而枳壳不独治高也。盖自飞门至魄门，皆肺主之，三焦相通，一气而已，则二物分之可也，不分亦无伤。湖阳公主苦难产，有方士进瘦胎散方，用枳壳四两，甘草二两，为末，每服一钱，白汤点服，自五月后一日一服，至临月，不惟易产，仍无胎中恶病也。洁古改以枳术丸日服，令胎瘦易生，谓之束胎丸。而寇宗言：胎壮则子有力易生，令服枳壳药反致无力，兼子亦气弱难差，所谓缩胎易产者，大不然也。以理思上，寇氏之说似觉为优。或胎前气盛壅滞者宜用之，所谓八九胎必用枳壳，苏梗以顺气，胎前无滞，则产后无虚也。若气禀弱者，即大非所宜矣。治里急后重。

《本草蒙筌》：味苦、酸，气寒。味薄气厚，阴也，阴中微阳。无毒。惟视皮厚小者为实，完大者为壳也。壳大则性详而缓治高，高者主气，治在胸膈；实小则性酷而速治下，下者主血，治在心腹。故胸中痞，肺气结也，有桔梗枳壳汤之煎；心下痞，脾血积也，有白术枳实汤之用。白术补脾，枳实去脾经积血，脾无积血，则不痞也。此高下缓急之分，易老详定以为准也。除胀满，消宿食，削坚积，化稠痰。破气佐牵牛、大黄、芒硝，益气佐人参、干姜、白术。仲景加承气汤内，取疏通破结之功。丹溪入泻痰药中，有倒壁冲墙之捷。其大枳壳，亦贵陈年。泻肺脏，宽大肠。结气胸中，两胁虚胀者急服；发疹肌表，遍身苦痒者宜加。逐水饮停留，关节并利；破痰癖积聚，宿食亦推。同甘草瘦胎，即枳壳散。和黄连灭痔，即连壳丸。能损至高之气，不宜接迹服多。虚怯劳伤，尤当全禁。

《景岳全书》：味苦，微酸，微寒，气味俱厚，阴中微阳。其性沉，急于枳壳。除胀满，消宿食，削坚积，化稠痰，破滞气，平咳喘，逐瘀血停水，解伤寒结胸，去胃中湿热。佐白术亦可健脾，佐大黄大能推荡。能损真元，虚羸勿用。枳壳，即枳实之迟收而大者；较之枳实，其气略散，性亦稍缓，功与枳实大类。但枳实性重，多主下行削坚，而此之气轻，故多主上行破气。通利关节，健脾开胃，平肺气，止呕逆反胃、霍乱咳嗽，消痰消食，破心腹结气，癥瘕痃癖，开胸胁胀满痰滞，逐水肿，水湿泻痢，肠风痔漏，肛门肿痛。因此稍缓，故可用之束胎安胎。炙热可熨痔肿。虚者少用，恐伤元气。

2. 珍珠

味甘、咸，性寒。归心、肝经。能够安神定惊，明目消翳，解毒生肌，润肤祛斑。珍珠甘寒质重，入心经，重可镇怯，故有安神定惊之效。主治心神不宁，惊悸失眠。且性寒清热，甘寒益阴，故尤宜于心虚有热之心烦不眠、多梦健忘等心神不宁之证，常配伍酸枣仁、柏子仁、五味子等养心安神药，亦可单用。《肘后备急方》用本品研末与蜜和服，治疗心悸失眠。性寒质重，善清心、肝之热而定惊止痉。治疗小儿痰热之急惊风，高热神昏，痉挛抽搐者，可与牛黄、胆南星、天竺黄等清热化痰药配伍；用治小儿惊痫，惊惕不安，吐舌抽搐等症，可与朱砂、牛黄、黄连等配伍；性寒清热，入肝经，善于清泻肝火、明目退翳，可治疗多种目疾，尤多用于肝经风热或肝火上攻之目赤涩痛，目生翳膜等，常与青葙子、菊花、石决明等清肝明目药配伍。珍珠还有清热解毒，生肌敛疮之功，用治口舌生疮，牙龈肿痛，咽喉溃烂等症，多与硼砂、青黛、冰片同用，共为细末，吹入患处，如珍宝散。亦可用本品与人工牛黄共为细末，吹入患处，如珠黄散。若治疮疡溃烂，久不收口者，可配伍炉甘石、黄连、血竭等，研极细末外敷，如珍珠散。外用有养颜祛斑，润泽肌肤之功，常用治皮肤色素沉着，黄褐斑等。现多研极细粉末后，配于化妆品中使用。

《本草拾遗》：主妇人劳损，下血，明目，除湿，止消渴。老蚌含珠，壳堪为粉，烂壳为粉，饮下，主反胃，心胃间痰饮。

《海药本草》：主明目，面皯，止泄。合知母疗烦热消渴，以左缠根治儿子麸豆疮入眼。

《日华子本草》：冷，无毒。明目，止消渴，除烦，解热毒，补妇人虚劳，主下血并痔瘘，血崩带下，压丹石药毒。以黄连末内之，取汁，点赤眼并暗，良。烂壳粉，饮下治反胃、痰饮。

《本草纲目》：蚌粉与海蛤粉同功，皆水产也。治病之要，只在清热利湿而已。解热燥湿，化痰消积，止白浊带下痢疾，除湿肿水嗽，明目，搽阴疮、湿疮、痱痒。

3. 天竺黄

味甘，性寒。归心、肝经。能清心、肝之火热，化痰定惊，功用与竹沥相似，但无寒滑之弊，为清心定惊之良药。治热病神昏谵语，可配牛黄、连翘、竹叶卷心等；治中风痰壅、痰热癫痫，常配黄连、石菖蒲、郁金等。性味甘寒，能清热化痰，定惊止痉，小儿痰热、惊痫抽搐、夜啼者多用之，常配麝香、胆南星、朱砂等，如抱龙丸。或配伍郁金、白矾、白僵蚕等。

《日华子本草》：平。治中风痰壅，卒失音不语，小儿客忤，及痫疾。

《本草纲目》：竹黄出于大竹之津气结成，其气味功用与竹沥同，而无寒滑之害。钱乙小儿惊热：天竺黄二钱，雄黄，牵牛末各一钱，研匀，面糊丸粟大。每服三、五丸，薄荷汤下。

《景岳全书》：味甘辛，性凉，降也，阴中有阳。善开风痰，降热痰，治中风失音，痰滞胸膈，烦闷癫痫。清心火，镇心气，醒脾疏肝。明眼目，安惊悸。疗小儿风痰急惊客忤，其性和缓，最所宜用。亦治金疮，并内热药毒。

4. 辰砂

味甘，性寒。归心经。能够镇心安神，清热解毒。用于心火亢盛所致心神不安、胸中烦热、惊悸不眠等症。秉寒、降之性，故治上述诸症甚效。多与清心火的黄连、甘草配伍，以增强清心安神之力。兼有心血虚者，再加当归、生地黄等补血养心之品，共奏清心养血安神之功，即朱砂安神丸。用于惊恐或心虚所致的惊悸、怔忡，可将本品入猪心中炖服。血虚心悸、失眠，可配当归、柏子仁、酸枣仁等养血安神之品同用。也常用于癫痫，与磁石、神曲配伍，即磁朱丸，用于疮疡肿毒、瘴疟诸症。对于咽喉肿痛、口舌生疮，可配冰片、硼砂等外用。

此外，本品可与其他药物（如茯苓等）拌制后用，以增强安神的作用；又可作为丸剂的外衣，除加强安神功效外，并有防腐的作用。

《神农本草经》：味甘，微寒，主治身体五脏百病，养精神，安魂魄，益气，明目，杀精魅邪恶鬼。能化为汞。

《名医别录》：丹砂，无毒。主通血脉，止烦满、消渴，益精神，悦泽人面，除中恶、腹痛、毒气、疥瘘、诸疮。

《日华子本草》：凉，微毒。润心肺，治疮疥，痂息肉，服并涂用。

《本草纲目》：临川周推官平生孱弱，多服丹砂、乌、附散，晚年发背疽。医悉归罪丹石，服解毒药不效。疡医老祝诊脉曰：此乃极阴证，正当多服伏火丹砂及三建汤。乃用小剂试之，复作大剂，三日后用膏敷贴，半月而疮平。凡服三建汤一百五十服。此又与前诸说异。盖人之脏腑禀受万殊，在智者辨其阴阳脉证，不以先入为主。非妙入精微者，不能企此。丹砂性寒而无毒，入火则热而有毒，能杀人，物性逐火而变。此说是也。丹砂畏磁石、碱水者，水克火也。治病痫，解胎毒痰毒，驱邪疟，能发汗。丹砂生于炎方，禀离火之气而成，体阳而性阴，故外显丹色而内含真汞。其气不热而寒，离中有阴也。其味不苦而甘，火中有土也。是以同远志、龙骨之类，则养心气；同当归、丹参之类，则养心血；同枸杞、地黄之类，则养肾；同厚朴、川椒之类，则养脾；同南星、川乌之类，则祛风。可以明目，可以安胎，可以解毒，可以发汗，随佐使而见功，无所往而不可。

《本草蒙筌》：味甘，气微寒。恶磁石，畏咸水。经云：丹砂象火，色赤主心。故能镇养心神，通调血脉。杀鬼祟精魅，扫疥瘘疮疡。止渴除烦，安魂定魄。

《景岳全书》：味微甘，性寒，有大毒。通禀五行之气，其色属火也，其液属水也，故能通五脏。其入心可以安神而走血脉，入肺可以降气而走皮毛，入脾可逐痰涎而走肌肉，入肝可行血滞而走筋膜，入肾可逐水邪而走骨髓，或上或下，无处不到。故可以镇心逐痰，祛邪降火，治惊痫，杀虫毒，祛蛊毒鬼魅中恶，及疮疡疥癣之属。但其体重性急，善走善降，变化莫测，用治有余，乃其所长，用补不足，及长生之视之说，则皆谬妄不可信也。若同参、芪、归、术兼朱砂以治小儿，亦可取效。此必其虚中挟实者乃宜之，否则不可概用。

5. 琥珀

味甘，性平。归心、肝、膀胱经。能够镇惊安神，活血散瘀，利尿通淋。琥珀质重，长于镇惊安神，治疗心神不宁、心悸失眠、健忘等症，常与石菖蒲、远志、茯神等安神药同用；若心血亏虚导致惊悸怔忡，夜卧不安，常与人参、当归、酸枣仁等补气养血、安神药同用；若与天竺黄、胆南星等清肝定惊药配伍，可治小儿惊风。入心、肝血分，有活血通经、散瘀消癥之功。治疗血滞经闭痛经，可与水蛭、虻虫、大黄等药配伍；用治心血瘀阻之胸痹心痛者，常与三七同用，研末内服；治癥瘕积聚，可与三棱、大黄、鳖甲等药同用。能利尿通淋，治疗淋证、癃闭，单用即可。如《仁斋直指方》单用琥珀为散，灯心汤送服。治石淋、热淋，常与金钱草、海金沙、木通等药同用。因琥珀既能散瘀，又能利尿，故尤宜于血淋。近年常用琥珀研末吞服，治石淋伴血尿者，有一定疗效。

《海药本草》：温，主止血，生肌，镇心，明目，破癥瘕气块，产后血晕闷绝，儿枕痛等。

《日华子本草》：疗虫毒，壮心、明目、磨翳，止心痛癫邪，破癥结症。

《本草蒙筌》：味甘，气平。属金，阳也。无毒。利水道，通五淋，定魂魄，安五脏。破癥结瘀血，杀鬼魅精邪。止血生肌，明目磨翳。治产后血晕及儿枕疼，疗延烂金疮并胃脘痛。谟按：丹溪云：古方用琥珀利小便，以燥脾土有功。盖脾能运化，肺得下降，故小便可通也。若血少而不便不利者用之，反致燥急之患，不可不谨。

《景岳全书》：味甘淡，性平。安五脏，清心肺，定魂魄，镇癫痫，杀邪鬼精魅，消瘀血痰涎，解蛊毒，破癥结，通五淋，利小便，明目磨翳，止血生肌，亦合金疮伤损。

6. 牛黄

味苦，性凉。气味芳香，归心、肝经。能够凉肝息风，清心豁痰，开窍醒神，清热解毒。常用治小儿急惊风，症见壮热神昏，惊厥抽搐，每与胆南星、朱砂、天竺黄等同用，如牛黄抱龙丸。治疗痰蒙清窍之癫痫发作，症见突然扑倒、昏不知人、口吐涎沫、四肢抽搐者，可与全蝎、钩藤、胆南星等配伍，以加强豁痰息风、开窍醒神之功。牛黄用治温热病热入心包及中风，惊风，癫痫等痰热阻闭心窍所致的神昏谵语，高热烦躁，口噤舌謇，痰涎壅盛等症，常与麝香、冰片、黄连等开窍醒神，清热解毒之品配伍，如安宫牛黄丸。亦可单用本品为末，竹沥水送服，为清热解毒之良药。用治火热内盛之咽喉肿痛、牙龈肿痛、口舌生疮、目赤肿痛，常与黄芩、冰片、大黄等同用，如牛黄解毒丸；用治咽喉肿痛溃烂，可与珍珠为末吹喉，如珠黄散；用治痈肿疔疮、瘰疬，可与麝香、乳香、没药等合用，以清热解毒、活血散结，如犀黄丸。

《神农本草经》：味苦，平。主治惊痫，寒热，热盛狂至，除邪逐鬼。

《名医别录》：有小毒。主治小儿百病，诸痫，热口不开，大人狂癫，又堕胎。

《日华子本草》：凉。疗中风失音，口噤，妇人血噤，惊悸，天行时疾，健忘虚乏。

《本草蒙筌》：味苦，气平。有小毒。惟入肝经，专除筋病。疗小儿诸痫惊吊，客忤口噤不开；治大人癫狂发瘛，中风痰壅不语。除邪逐鬼，定魄安魂。更得牡丹菖蒲，又能聪耳明目。孕妇忌服，能堕胎元。

《景岳全书》：味苦辛，性凉，气平，有小毒。忌常山。入心、肺、肝经。能清心退热，化痰凉惊，通关窍，开结滞。治小儿惊痫客忤，热痰口噤，大人癫狂痰壅，中风发痉，辟邪魅中恶，天行疫疾，安魂定魄，清神志不宁，聪耳目壅闭，疗痘疮紫色，痰盛躁狂。亦能堕胎，孕妇少用。

7. 麝香

味辛，性温。归心、脾经。能开窍醒神，活血通经，消肿止痛。麝香辛香温通，走窜之性甚烈，有极强的开窍通闭之功，可用于各种原因所致的闭证神昏，为醒神回苏之要药。无论寒闭、热闭，用之皆效，尤宜于寒闭神昏。辛香，开通走窜，可行血中之瘀滞，开经络之壅遏，具有活血通经、止痛之功。开心脉，祛瘀滞，为治心腹暴痛之佳品。常配伍川芎、三七、木香等。麝香又为伤科要药，善于活血祛瘀、消肿止痛，治跌扑肿痛、骨折扭挫，常与乳香、没药、红花等配伍，如七厘散、八厘散，无论内服、外用均可；用治风寒湿痹之疼痛不已，顽固不愈者，可配伍独活、威灵仙、桑寄生等祛风湿、通经络之品。此外，本品辛香走窜，力达胞宫，有活血通经、催生下胎之效。可用治难产死胎、胞衣不下，常与肉桂配伍，如香桂散。本品还具有良好的活血散结，消肿止痛的作用，内服、外用均可。治疮疡肿毒，常与雄黄、乳香、没药同用，如醒消丸；治咽喉肿痛，可与牛黄、蟾酥、珍珠等配伍，如六神丸。

《神农本草经》：味辛，温。主辟恶气，杀鬼精物，温疟，蛊毒，痫痓，去三虫。久服除邪，不梦寤魇寐。

《名医别录》：无毒。主治诸凶邪鬼气，中恶，心腹暴痛胀急，痞满，风毒，妇人产难，堕胎，去面䵟，目中肤翳。

《日华子本草》：辟邪气，杀鬼毒蛊气，疟疾，催生，堕胎，杀脏腑虫，制蛇虫咬，沙虫溪瘴毒，吐风痰，内子宫，暖水脏，止冷带疾。

《本草蒙筌》：味辛，气温。无毒。辟蛇虺，诛蛔虫，蛊疰痫痓总却；杀鬼精，驱疫瘴，胀急痞满咸消。催生堕胎，通关利窍。除恍惚惊悸，镇心安神；疗痈肿疮疽，蚀脓逐血。吐风痰不梦寤魇寐，点目疾去翳膜泪眵。

《景岳全书》：味苦辛，性温。能开诸窍，通经络，透肌骨，解酒毒，吐风痰，消积聚癥瘕，散诸恶浊气，除心腹暴痛胀急，杀鬼物邪气魇寐，脏腑虫积，蛇虫毒、蛊毒、瘴毒、沙虱毒，及妇人难产，尤善堕胎。用热水研服一粒，治小儿惊痫客忤，镇心安神。疗痔漏肿痛，脓水腐肉，面黑斑疹。凡气滞为病者，俱宜用之。若鼠咬、虫咬成疮，但以麝香封之则愈。欲辨真假，但置些许于火炭上，有油滚出而成焦黑炭者，肉类也，此即香之本体。若燃火而化白灰者，木类也，是即假掺。

8. 牛胆南星

味苦、微辛，性凉。归肺、肝、脾经。功效为清热化痰，息风定惊。适用于痰热咳嗽、咯痰黄稠、中风痰迷、癫狂惊痫等症。

《本草纲目》：造胆星法，以南星生研末，腊月取黄牯牛胆汁，和剂纳入胆中，系悬风处干之，年久者弥佳。

《本草汇言》：天南星，前人以牛胆制之，名曰胆星。牛胆苦寒而润，有益肝镇惊之功，制星之燥而使不毒。治小儿惊风惊痰，四肢抽搐，大人气虚内热，热郁生痰。

《药品化义》：胆星，意不重南星而重胆汁，借星以收取汁用，非如他药监制也，故必须九制则纯。是汁色染为黄，味变为苦，性化为凉，专入肝胆。假胆以清胆气，星以豁结气，大能益肝镇惊。《本草》言其功如牛黄者，即胆汁之精华耳。主治一切中风、风痫、惊风、头风、眩晕、老年神呆、小儿发搐、产后怔忡。

9. 白檀香

味辛，性温。归脾、胃、肺经。能够理气调中，散寒止痛。应用于寒凝气滞所致的胸腹疼痛、胃寒作痛、呕吐清水等症。本品性温祛寒，辛能行散，善于利膈宽胸，行气止痛，其气芳香醒脾，故兼有调中和胃之功，常与砂仁、白豆蔻、乌药等配伍同用。此外，近年临床常用本品治疗冠心病兼有气滞血瘀证的患者，与荜拔、延胡索、细辛等配用，即宽胸丸。对缓解心绞痛有一定效果。

《本草拾遗》：主心腹霍乱，中恶。

《日华子本草》：治心痛，霍乱。肾气腹痛，浓煎服。水磨敷外肾并腰肾痛处。

《珍珠囊》：引胃气上升，进食。

《东垣十书》：檀香能调气而清香，引芳香之物上行至极高之分，最宜橙橘之属，佐以姜、枣，将以葛根、豆蔻、缩砂、益智通行阳明之经，在胸膈之上，处咽嗌之中，同为理气之药。

《本草纲目》：治噎膈吐食。又面生黑子。每夜以浆水洗拭令赤，磨汁涂之。

10. 枳壳

味苦、辛、酸，性微寒。归脾、胃经。功效为理气宽中，行滞消胀。用于治疗胸胁气滞，腹胀疼痛，食积不化，痰饮内停，脏器下垂等症。

《开宝本草》：风痒麻痹，通利关节，劳气咳嗽，背膊闷倦，散留结胸膈痰滞，逐水，消胀满大肠风，安胃，止风痛。

《南阳活人书》：治痞宜先用桔梗枳壳汤，非用此治心下痞也。

《本草纲目》：治里急后重。

【现代临床应用】

痰痫

何学峰曾治疗一患儿王某，男，11岁。2004年4月，患者因误服鼠药入院，当时患儿意识不清，口吐白沫，四肢抽搐。经洗胃，对症治疗2天后，意识清楚，7天后无异常临床表现出院。半月后患者因出现不自主挤眼、口角抽动、口流涎沫。出现上述症状时，无发热或感冒现象，未再服用任何其他药物，在本地市医院做头颅CT，脑电图检查，未见明显异常。口服苯巴比妥后，症状无明显减轻。来就诊时，患者时不自主挤眼瞬目，口角流涎沫，面色黄而不华，手指不时抽搐，舌苔白腻，脉象弦滑。辨病为痰痫。治以涤痰安神扶正。予琥珀抱龙丸1次1丸，1

天 2 次。口服 5 天后，症状明显减轻，10 天后症状完全消失，1 月后复诊未再出现上述症状。[何学峰，潘霞. 琥珀抱龙丸治验 3 则. 陕西中医，2010，31（3）]

附：琥珀抱龙丸

真琥珀　天竺黄　白檀香　人参　白茯苓各一两半　粉草去筋，三两　南枳实枳壳各一两　朱砂五两　牛胆南星一两　淮山药一两　真金箔大者，一百片为衣

【主治】

1. 肺病兼肝症

肺病兼肝症也，不治则发搐，宜豁痰丸主之。转者，琥珀抱龙丸主之。方见家传三法。（《育婴家秘》卷之三）

2. 脾虚身热

诸困睡，不嗜食，吐泻，皆脾脏之本病也。昏睡身热，宜胃苓丸，琥珀抱龙丸主之。（《幼科发挥》卷之上）

3. 惊风

惊风，琥珀抱龙丸、泻青丸、导赤散。（《幼科发挥》卷之上）

有内因者，如伤饮食发热者，即宜消导之，下之，如保和丸、三黄枳术丸之类，以除其热，可也，苟失而不治，热甚发搐，此内因之病也，当视大小便何如。如大便不通，先去其宿食，宜木香槟榔丸及胆导法；大便润，宜辰砂五苓散、琥珀抱龙丸主之。（《幼科发挥》卷之上）

琥珀抱龙丸治小儿诸惊风，四时感冒，寒温风暑，瘟疫邪热，烦躁不宁，痰嗽气急，及疮疹欲出发搐，并宜服之。此予家传常用之方。（《幼科发挥》卷之上）

当吐泻不止之时，见其手足冷，睡露睛，口鼻气出冷者，此慢惊风欲成之似也。急用参苓白术散以补脾，琥珀抱龙丸去枳壳、枳实，加黄芪以平肝，则慢惊风不能生矣。此吾家传秘法。（《幼科发挥》卷之上）

4. 客忤中恶

客忤中恶，出其不意，大人且惊，况小儿乎？宜先去其痰，辰砂膏主之，后安其神，琥珀抱龙丸主之。有热者，东垣安神丸。下痰之药，慎勿用轻粉、巴豆之类，恐伤元气损脾胃，误杀小儿。（《幼科发挥》卷之上）

5. 惊后变疟

有惊后变疟者，此脾虚也，宜平虐养脾丸，琥珀抱龙丸相间服之。（《育婴家秘》卷之四）

【方论】间有聪明伶俐，治之无效，非真痫也。此宜琥珀抱龙丸主之。或辛香者，不如抱龙丸犹稳。（《幼科发挥》卷之上）

凡得此病（指痫病），气实者，控涎丹；气虚者，断痫丸。病愈之后，以琥珀抱

龙丸调之，未有不安，但年深日久不可治也。(《广嗣纪要》卷之十六)

琥珀抱龙丸内用补益之药，人皆喜而用之。然有枳壳、枳实二味，能散滞气。无滞气者，能损胸中至高之气。如急慢惊风及元气弱者，减去此二味，可用当归、川芎各二两代之。然琥珀、天竺黄二味，须择真者。(《育婴家秘》卷之一)

【病案赏析】

案一：蕲水周维峰，有子病痫，予见容貌俊伟，性格聪明，告其父曰：可治。乃与琥珀抱龙丸方，使自制服之。(《幼科发挥》卷之上)

案二：惊久成痫，乃痰迷心窍之病，最为难治。或分五痫，以牛马狗猪羊名之者，未见其方，不必拘也。钱氏五痫丸，祖训未用，予亦不敢轻用也。儿有者，当先观其貌状，而后治之可也，如伶俐聪明者可治之；若成痴呆，语言错乱，不可治之。如强治之，终无成功。闻有伶俐聪明，治之无效，非真痫也，此宜琥珀抱龙丸主之。或辛香者，不如抱龙丸犹稳。(《幼科发挥》卷之上)

赏析：从三则医案所描述的内容来看，案一、案二治疗的疾病为痫病，其病机当为痰热扰心，阻迷心窍，心神不宁。因此，万全用琥珀抱龙丸治疗，此方是在抱龙丸的基础上加用健脾之品，意在固护脾胃，因为小儿脾胃本弱，抱龙丸中清热化痰、镇静安神之品容易损伤脾胃。

关于小儿痫病的治疗，万全提出要先观其貌状，而后治之。如果见到小儿伶俐聪明，这个病可以治，预后较好；如果见到小儿痴呆，语言错乱，那么这个病就不可治，预后较差。为什么呢？万全指出，伶俐聪明说明小儿所患痫病并非我们常说的癫痫，所以只要用些化痰、清心、安神的药物就可以治疗。

临床上，此病与痰迷心窍有关，医生们多会选用一些辛温化痰开窍之品来治疗。万全认为琥珀抱龙丸既能清心化痰、镇静安神，还能健运脾胃。因此用此方剂治疗比较稳妥。

胡麻丸

【组成】苦参五钱　何首乌　胡麻仁炒　蔓荆子炒　威灵仙　荆芥穗　白蒺藜炒，去刺　牛蒡子炒，各三钱　石菖蒲一钱五分　干菊花三钱

【药物炮制】苦参：多于春秋两季采挖，除去芦头、须根，洗净，切片，晒干备用。

何首乌：于秋后茎叶枯萎时或次年未萌芽前掘取其块根，洗净，切片，晒干或微烘干，称为生首乌，以黑豆煮拌蒸晒后称为制首乌。制首乌一般用于补者，截疟、解毒等则多生用。

胡麻仁：又名黑芝麻。为胡麻科一年生草本植物胡麻的成熟种子，它不同于麻子仁（桑科一年生植物大麻的成熟果实）。胡麻仁于秋季果实成熟时采割植株，晒干后打下种子，再除去杂质备用。

蔓荆子：多系野生，夏季采收，阴干后炒至焦黄色备用。

威灵仙：常于秋季采挖，除去泥沙后晒干，生用。

荆芥穗：为唇形科一年生草本植物荆芥的带花序的花穗，多系人工栽培，常于秋季采收，多生用。

白蒺藜：又名刺蒺藜。于秋季果实成熟时采收，割取全株，晒干，打下果实，炒黄去刺备用。

牛蒡子：多于秋季采收后晒干，炒后捣碎备用。

石菖蒲：多于早春采挖，去叶，洗净，晒干备用。

干菊花：由于产地、花色及加工方法的不同，菊花分为白菊花、黄菊花、杭菊花和滁菊花等多个品种，干菊花一般于花期采收，阴干备用。

【服用方法】共为末，酒糊为丸，如粟米大，竹叶、灯心汤下。（《片玉心书》卷之五）

【主治】

1. 虫疮

小儿初生，遍身生虫疮……皆胎毒也。切勿搽药，恐逼毒入腹，宜服胡麻丸。（《片玉心书》卷之五）

2. 血风疮

其有一岁以上，生流水疮者，此血风疮也，胡麻丸主之。（《片玉心书》卷之五）

3. 痘风疮

痘疮后，生脓疱疮者，此痘风疮，胡麻丸治之。(《片玉心书》卷之五)

4. 疥癣

胡麻丸，治小儿风疮疥癣。(《片玉心书》卷之五)

疥癣，干者可治，胡麻丸主之。(《幼科发挥》卷之上)

【方解】方中重用了苦参来清热燥湿、祛风杀虫。根据笔者经验来看，临床使用苦参一定要观察患者皮肤的湿润度，当皮肤较湿润时方可使用。威灵仙味辛而善走，性温而长于祛湿，故威灵仙有较强的祛风湿的作用。石菖蒲，我们常常认为其醒脑开窍作用较强，其实因其气味芳香，有较强的化湿作用，故能有效治疗风寒湿痹等病症。白蒺藜、蔓荆子、牛蒡子、菊花均有疏散风热的作用。荆芥穗能祛风解表止痒，与白蒺藜、蔓荆子、牛蒡子、菊花配伍共奏祛风止痒之功。因患儿内毒蕴藏日久，耗损患儿体内精血，故用胡麻仁、何首乌来补益精血。又因二者具有滋腻之性，故有润燥滑肠之效，泻内毒以外出。综上所述，本方诸药组合共奏祛风止痒、润肠祛湿之功。

【方论】小儿遍身疮疥，虫窠脓血浸淫，此由胎毒内藏深，故有许多形症。凉血杀虫解毒，胡麻丸子通神，切防搽洗毒归心，腹痛神昏命尽。(《片玉心书》卷之五)

疥癣，干者可治，胡麻丸主之。若浸淫溃烂，内无完肤，日夜啼哭者，不可治。切不可用砒硫粉汞为药搽之，使毒气乘虚入腹。发搐发喘者，皆死。(《幼科发挥》卷之上)

【药论】

1. 苦参

味苦，性寒。归心、肝、胃、大肠、膀胱经。具有清热燥湿，祛风杀虫，利尿之功效。常用于湿热所致的黄疸、泻痢、带下、阴痒等。治黄疸，常与山栀、龙胆草等同用；治泻痢，可单味煎服，或与木香、甘草同用，即香参丸；治带下黄色稠黏及阴痒，多与黄柏、白芷、蛇床子同用。近年来用治阴道滴虫病有良效。本品还可用于治疗皮肤瘙痒、脓疱疮、疥癣、麻风等。本品既可煎服，又可外用。如煎汤浴洗，治皮肤瘙痒、脓疱疮；配枯矾、硫黄制成软膏，涂治疥癣；同大风子、苍耳子配伍，可用于麻风。本品有显著的清热利尿的作用，单用或与蒲公英、石韦等利尿通淋药同用可治疗湿热蕴结导致的小便灼热涩痛。若配伍当归、贝母，即当归贝母苦参丸，可用于妊娠小便不利。

《神农本草经》：味苦，寒。主治心腹结气，癥瘕，积聚，黄疸，溺有余沥，逐水，除痈肿，补中明目，止泪。

《名医别录》：无毒，养肝胆气，安五脏，定志，益精，利九窍，除伏热，肠澼，止渴，醒酒，小便黄赤，治恶疮，下部慝，平胃气，令人嗜食，轻身。

《日华子本草》：杀疳虫。炒带烟出如末，合饮下，治肠风泻血，并热痢。

《本草纲目》：子午乃少阴君火对化，故苦参、黄柏之苦寒，皆能补肾，盖取其苦燥湿、寒除热也。热生风，湿生虫，故又能治风杀虫。惟肾水弱而相火胜者，用之相宜。若火衰精冷，真元不足，及年高之人，不可用之。《素问·至真要大论篇》云：五味入胃，各归其所喜攻，久而增气，物化之常也。气增而久，夭之由也。王冰注云：入肝为温，入心为热，入肺为清，入肾为寒，入脾为至阴而兼四气，皆为增其味而益其气，各从本脏之气。故久服黄连、苦参而反热者，此其类也。气增不已，则脏气有偏胜，偏胜则脏有偏绝，故有暴夭。是以药不具五味，不备四气，而久服之，虽且获胜，久必暴夭。但人疏忽，不能精候尔。张从正亦云：凡药皆毒也。虽甘草、苦参，不可不谓之毒。久服则五味各归其脏，必有偏胜气增之患。诸药皆然，学者当触类而书之可也。至于饮食亦然。《史记》记载太仓公淳于意医齐大夫病龋齿，灸左手阳明脉，以苦参汤日漱三升，出入慎风，五六日愈。此亦取其左风气湿热，杀虫之义。

《景岳全书》：味苦性寒。反藜芦。沉也，阴也，乃足少阴肾经之药。能祛积热黄疸，止梦遗带浊，清小便，利水，除痈肿，明目止泪，平胃气，能令人嗜食，利九窍，除伏热狂邪，止渴醒酒，疗恶疮斑疹疥癞，杀疳虫及毒风烦躁脱眉。炒黄为末，米饮调服，治肠风下血热痢。

2. 何首乌

味苦、甘、涩，性微温。归肝、肾经。能补益精血，截疟，解毒，润肠通便。应用于精血亏虚所致的头晕眼花、须发早白、腰酸脚软、遗精、崩带等症。制何首乌能补肝肾，益精血，兼能收敛，且不寒、不燥、不腻，故为滋补良药。如七宝美髯丹，即以本品为主药，配伍当归、枸杞子、菟丝子等，可治精血亏虚所致的头晕眼花、须发早白、腰酸脚软等症，还可用于久疟、痈疽瘰疬、肠燥便秘等。生何首乌补益力弱，且不收敛，有截疟、解毒、润肠通便的功效。配伍人参、当归、陈皮、煨姜，可治气血两虚，久疟不止。何首乌散以本品配伍防风、薄荷、苦参，治遍身疮肿痒痛。

《日华子本草》：味甘。久服令人有子，治腹脏宿疾，一切冷气及肠风。

《开宝本草》：味苦、涩，微温，无毒。主瘰疬，消痈肿，疗头面风疮、五痔，止心痛，益血气，黑髭鬓，悦颜色。久服长筋骨，益精髓，延年不老。亦治妇人产后及带下诸疾。

《本草纲目》：何首乌，足厥阴、少阴药也。白者入气分，赤入血分。肾主闭藏，肝主疏泄。此物气温，味苦涩。苦补肾，温补肝，能收敛精气。所以能养血益肝，固精益肾，健筋骨，乌髭发，为滋补良药。不寒不燥，功在地黄、天冬诸药以上。气血不和，则风虚痈肿瘰疬诸疾可知矣。此药流传虽久，服者尚寡。嘉靖初，邵应苍真人，以七宝美髯丹单方上进。世宗肃皇帝服饵有效，连生皇嗣。于是何首乌之方，天下大行矣。宋怀州知州李治，与一武臣同官。怪其年七十余而轻健、面如渥丹，能饮食。叩其术，则服饵首乌丸也。乃传其方。后治得病，盛暑中半体无汗，已二年，窃自忧之。造丸服至半年余，汗遂浃体。其活血治风之功，大有补益。其方用赤白何首乌各半斤，米泔浸液，竹刀刮去皮，切焙，石臼为末，炼蜜丸梧子大。每空心温酒下五十丸。亦可末服。茯苓为之使。

《本草蒙筌》：味甘、苦、涩，气微温，无毒。茯苓引使。忌猪羊血汁，恶萝卜菜蔬。主瘰疬痈疽，疗头面风疹。长筋骨，悦颜色，益血气，止心疼。久服添精，令人有子。妇人带下，为末酒调。原取名曰夜交藤，后因顺州南河县何翁服之，白发变黑，故改称为何首乌也。花采九蒸九曝，久服亦驻颜容。

《景岳全书》：味甘涩微苦，阴中有阳，性温。此其甘能补，涩能固，温能养阳。虽曰肝肾之药，然白者入气分，赤者入血分，凡血气所在，则五阴之脏何所不至？故能养血养神助气，壮筋骨，强精髓，黑须发，亦治妇人带浊失血、产后诸虚等疾。第其性效稍缓，暂服若不甚显，必久服之，诚乃延年益寿，滋生助嗣之良剂。至如断疟疾，安久痢，活血治风，疗痈肿瘰疬、风湿疮疡及一切冷气肠风宿疾，总由其温固收敛之功，血气固则真元复，真元复则邪自散也。故唐之李翱著有《何首乌传》，即李时珍亦曰此物不寒不燥，功在地黄、门冬之上，诚非诬也。服此之后，须忌生萝卜并诸血败血等物。

3. 胡麻仁

为胡麻科植物胡麻的成熟种子。味甘，性平。功效为润燥滑肠，滋养肝肾。用于津枯血燥所致的大便秘结，病后体虚、眩晕乏力等症。

《本草纲目》：胡麻即芝麻也。主治伤决虚羸，补五内，益气力，长肌肉，填髓脑，久服，轻身不老。

《痘疹心法》：味甘，气平。归肝、肾、大肠经。补五内，益气力，长肌肉，坚节骨，疗疥癣，浸淫恶疮。择如油麻紫黑色者佳。酒淘，浸，晒干，炒用。痘后或烂疮者最宜。

4. 蔓荆子

味辛、苦，性平。归膀胱、肝、胃经。能疏散风热，清利头目。用于外感风热所致的头昏头痛等症。本品单用浸酒服，或配伍防风、菊花、川芎等以增强祛风止痛效果。本品可治疗风热上扰所致的目昏、目赤肿痛、多泪等症。本品能散肝经风热，清利头目，常与菊花、蝉蜕、白蒺藜等同用。此外，本品可用于风湿痹痛，肢体牵急等症，常与防风、秦艽、木瓜等药配伍。

《神农本草经》：味苦，微寒。主治筋骨间寒热，湿痹，拘挛，明目，坚齿，利九窍，去白虫。

《名医别录》：去长虫，治风头痛，脑鸣，目泪出，益气。久服令人光泽，脂致，长须发。

《日华子本草》：利关节，治赤眼，痛疾。

《本草蒙筌》：味苦、辛、甘，气温、微寒。阳中之阴。无毒……乃太阳经药，恶乌头石膏。主筋骨寒热，湿痹拘挛；理本经头痛，头沉昏闷。利关节，长发髭。通九窍去虫，散风淫明目。脑鸣乃止，齿动尤坚。久服耐老轻身，令人光泽脂致。胃虚者禁服，恐作祸生痰。

《景岳全书》：味苦辛，气清，性温，升也，阳也。入足太阳、阳明、厥阴经。主散风邪，利七窍，通关节，去诸风头痛脑鸣，头沉昏闷，搜肝风，止目睛内痛泪出，明目坚齿，疗筋骨间寒热湿痹拘挛，亦去寸白虫。

5. 威灵仙

味辛、咸，性温。归膀胱经。能祛风湿，通经络，止痹痛，治骨鲠。威灵仙性善走，主治风湿痹痛，肢体麻木，筋脉拘挛，关节屈伸不利。古方有单用者，或制蜜丸，或研末用酒送服。复方应用，可随证配伍有关药物，如神应丸，治风湿腰痛，以本品配桂心、当归。治疗诸骨鲠咽，可用本品煎汤，缓缓咽下，一般可使骨鲠消失。亦可和入米醋、砂糖并服。此外，本品能消痰水，可用于噎膈、痞积。

《开宝本草》：味苦，温，无毒。主诸风，宣通五脏，去腹内冷滞，心膈痰水，久积癥瘕，痃癖气块，膀胱宿脓恶水，腰膝冷疼，及疗折伤。

《药性赋》：味苦，性温，无毒。可升可降，阴中阳也。其用有四：推腹中新旧之滞，消胸中痰唾之痞，散苦痒皮肤之风，利腰膝冷痛之气。

《本草纲目》：气温，味微辛、咸。辛泄气，咸泄水。故风湿痰饮之病，气壮者服之有捷效。其性大抵疏利，久服恐损真气，气弱者亦不可服之。

《本草蒙筌》：味苦，气温。可升可降，阴中阳也，无毒。消膈中久积痰涎，除腹内痃癖气块。散爪甲皮肤风中痒痛，利腰膝跗踝湿渗冷疼。盖性好走，能通行十二经，为诸风湿冷痛要药也。仍驱癥瘕，尤疗折伤。虚者切禁用之，多服疏人真气。

《景岳全书》：味微辛微咸，性温，可升可降，阴中阳也。善逐诸风，行气血，走经络，宣通五脏，去腹内冷滞，心膈痰水，癥瘕痃癖，气块积聚，膀胱宿水，腰膝肢体冷痛，亦疗折伤。此药性利善走，乃治痛风之要药，故崔元亮言其去众风，通十二经脉，朝服暮效。其法采得根，阴干月余，捣末，温酒调服一钱匕，空腹服之。如人本性杀药，可加及六钱，微利两行则减之，病除乃停药。其性甚善，不触诸药，但恶茗及面汤。李时珍曰：威灵仙辛能泄气，咸能泄水，故于风湿痰饮之病，气壮者服之有捷效。其性大抵峻利，久服恐损真气，气弱者亦不可服之。

6. 荆芥穗

味辛，性微温。归肺、肝经。能够解表散风，透疹，消疮。

《神农本草经》：味辛，温。主治寒热，鼠瘘，瘰疬，生疮。结聚气破散之，下瘀血，除湿痹。

《日华子本草》：利五脏，消食，下气，醒酒。并煎茶，治疗头风，并出汗。豉汁煎，治暴伤寒。

《本草纲目》：散风热，清头目，利咽喉，消疮肿，治项强，目中黑花，生疮阴，病走头癫，吐血衄血，下血血痢，崩中痔漏。入足厥阴经气分，其功长于祛风邪，散瘀血，破结气，消疮毒。盖厥阴乃风木也，主血，而相火寄之，故风病，血病，疮病为要药。其治风诸家皆赞之。

《本草蒙筌》：味辛、苦，气温。气味俱薄，浮而升，阳也。无毒。须取花实成穗，能清头目上行。发表能解利诸邪，通血脉传送五脏。下瘀血除湿痹，破结聚散疮痍。捣和醋，敷风肿疔疮；研调酒，理中风强直。仍治产后血晕，杵末搀入童便。

《景岳全书》：味辛苦，气温。气厚味薄，浮而升，阳也。用此者，用其辛散调血。能解肌发表，退寒热，清头目，利咽喉，破结气，消饮食，通血脉，行瘀滞，助脾胃，辟诸邪毒气，醒酒逐湿，疗头痛头旋，脊背疼痛，手足筋急，瘰疬脚气，筋骨烦疼，风湿疝气，止下血血痢，崩淋带浊。若产后中风强直，宜研末酒服甚妙。捣烂醋调，傅疔疮肿毒最佳，亦鼠瘘、瘰疬、血风、疮疥必用之要药。

7. 白蒺藜

味辛、苦，性微温，微毒。归肝经。能够平肝解郁，活血祛风，明目，止痒。用于头痛眩晕，胸胁胀痛，乳闭乳痛，目赤翳障，风疹瘙痒。

《神农本草经》：味苦，温。主恶血，破癥结积聚，喉痹，乳难。久服，长肌肉，明目轻身。

《本草经集注》：味苦、辛，温、微寒，无毒。主治恶血，破癥结积聚，喉痹，乳难。身体风痒，头痛，咳逆，伤肺，肺痿，止烦，下气。小儿头疮，痈肿，阴溃，可作摩粉。

《雷公炮制药性解》：味苦辛，性温，无毒，入肺、肝、肾三经。主恶血块，癥结喉痹，产难乳闭，小儿头疮，皮肤风痒，头痛，咳逆肺痿，除烦下气，明眼目，去燥热，疗肿毒，止遗泄。其叶可作浴汤治风。杵去刺，酒蒸炒用。乌头为使。有一种沙苑蒺藜，主补肾添精，强阴种子。

8. 牛蒡子

味辛、苦，性寒。归肺、胃经。能疏散风热，宣肺透疹，解毒利咽。用于风热感冒，咳嗽痰多，麻疹，风疹，咽喉肿痛，痄腮丹毒，痈肿疮毒。牛蒡子疏散风热，且能利咽，临床多用于风热表证之咽喉肿痛，常配合桔梗、金银花、连翘等同用；牛蒡子散风热而透疹，对麻疹初起、疹出不畅者，往往配升麻、葛根、蝉蜕、薄荷；牛蒡子散风热，宣肺气，祛痰而止咳，故外感风热，咳嗽不畅痰多者，往往配荆芥、桔梗、甘草。牛蒡子配黄连、板蓝根等对热毒疮痈有一定疗效。本品透发的力量较弱，并无发汗作用，故在用于感风热或透发麻疹时，须与薄荷同用，方能收透发之效。牛蒡子清泄热毒的作用则较显著，咽喉红肿，痄腮肿痛，疮痈肿毒，痰热咳嗽等均可适用。由于它性寒滑利，能滑肠通便，故脾虚腹泻者忌用。痈疽已溃、脓水清稀者也不宜应用。

《名医别录》：味辛，平，无毒。主明目，补中，除风伤。根茎治伤寒、寒热、汗出、中风、面肿、消渴、热中、逐水。

《药性赋》：味辛、平，性微寒。无毒。降也，阳也。其用有四：主风湿瘾疹盈肌，退寒热咽喉不利，散诸肿疮疡之毒，利腰膝凝滞之气。

《本草纲目》：消斑疹毒。

《本草蒙筌》：味辛、苦，气平。无毒。鼠过之则缀惹不落，故又名曰鼠粘子也。止牙齿蚀疼，散面目浮肿，退风热咽喉不利，及腰膝风凝，驱风湿瘾疹盈肌，并疮疡毒盛。生吞一粒，即出疮头。明目补中，润肺散气。

《景岳全书》：味苦辛，降中有升。治风毒斑疹诸瘘，散疮疡肿毒喉痹及腰膝凝寒痹滞之气，以其善走十二经而解中有散也。

9. 石菖蒲

味辛、苦，性温。归心、胃经。能够化湿开胃，开窍豁痰，醒神益智。用于脘痞不饥，噤口下痢，神昏癫痫，健忘耳聋。

《神农本草经》：味辛，温。主风寒痹，咳逆上气，开心孔，补五脏，通九窍，明耳目，出音声。

《日华子本草》：除风下气。丈夫水藏，女人血海冷败，多忘，长智。除烦闷，止心腹痛，霍乱转筋，治客风疮疥，涩小便。杀腹藏虫及蚤虱。

《本草纲目》：气温味辛，乃手少阴、足厥阴经药。心气不足者用之，虚则补其母也。肝苦急以辛补之，是类。治中恶卒死，客忤癫痫，下血崩中，安胎漏，散痈肿。捣汁服，解巴豆、大戟毒。

《本草蒙筌》：味辛、苦，气温。无毒。主手足湿痹，可使屈伸。贴发背痈疽，能消肿毒。下气除烦闷，杀虫愈疥疮。消目翳，去头风。开心洞达出音声，益智慧通窍虚灵。劫耳聋耳鸣，禁尿遗尿数。腹痛或走者易效，胎动欲产者即安。鬼击懵死难苏，急灌生汁。温疟积热不解，宜浴浓汤。单味入酒煎，疗血海败，并产后不血不止。细末铺席卧，治遍身毒，及不痒发痛疮疡。

《景岳全书》：味辛微苦，性温。散风寒湿痹，除烦闷咳逆上气，止心腹痛，霍乱转筋，癫痫客忤，开心气胃气，行滞气，通九窍，益心智，明耳目，去头风泪下，出声音，温肠胃，暖丈夫水脏，妇人血海，禁止小便，辟邪逐鬼，及中恶卒死，杀虫，疗恶疮瘑疥。欲散痛毒，宜捣汁服用，渣贴之。若治耳痛，宜作末炒热绢裹罯之。亦解巴豆、大戟等毒。

《痘疹心法》：味辛苦，气温。归心、胃经。通九窍，出音声，主痈肿疥瘙，遍身热毒痛痒。于山涧中取之，不闻人声及不露生者。择节密者佳，刮去外粗皮，疥疹惊痫，神安谵妄者必用之。疥后不著痂，溃烂成疥疮者，宜入丸用。

10. 干菊花

味辛、甘、苦，性微寒。归肝、肺经。能够疏风清热，解毒，明目。应用于外感风热及温病初起导致的发热、头昏痛等症。本品能清上焦风热，常与桑叶相须为用，并配伍薄荷、荆芥等品，如桑菊饮。治疗肝经风热或肝火上攻所致的目赤肿痛时，本品常与桑叶、蝉蜕、夏枯草等配伍。用于肝肾阴虚导致的目昏暗症时，常与枸杞子同用，并配伍地黄等补肝肾药物，如杞菊地黄丸。本品能平肝息风，用于肝风头痛及肝阳上亢头痛、眩晕等症，常配伍石决明、白芍、钩藤等。

《神农本草经》：味苦，平。主治风头眩肿痛，目欲脱，泪出，皮肤死肌，恶风湿痹。久服利血气，轻身耐老延年。

《名医别录》：味甘，无毒。主治腰痛去来陶陶，除胸中烦热，安肠胃，利五脉，调四肢。

《日华子本草》：治四肢游风，利血脉，心烦，胸膈壅闷并痈毒、头痛，作枕明目。

《药性赋》：味苦、甘、平、性微寒；无毒。可升可降，阴中阳也。其用有二：散八风上注之头眩，止两目欲脱之泪出。明目而清头风。

《本草纲目》：菊，春生、夏茂、秋花、冬实，备受四气，饱经霜露，叶枯不落，花槁不零，味兼甘苦，性禀平和。昔人谓其能除风热益肝补阴，盖不知其得金水之精英，尤多能益金、水二脏也。补水所以制火，益金所以平木，木平则风息，火降则热除。用治诸风头目，其旨深微。黄者，入金水阴分；白者，入金水阳分；红者，行妇人血分。皆可入药，神而明之，存乎其人。野菊，治痈肿疔毒，瘰疬眼息。

《本草蒙筌》：味甘、微苦，气平、寒。属土与金，有水火，可升可降，阴中阳也。无毒。种类颜色多品，应候黄小为良。苦者胃气反伤，甘者阴血兼补。为使一味，宜桑白皮。驱头风止头痛晕眩，清头脑第一；养眼血收眼泪翳膜，明眼目无双。变老人皓白成乌，同地黄酿酒；解醉汉昏迷易醒，共葛花煎汤。散湿痹去皮肤死肌，安肠胃除胸膈烦热。利一身血气，逐四肢游风。腰痛陶陶，亦堪主治。

《景岳全书》：（白菊花根善利水，捣汁和酒服之，大治癃闭）味甘色黄者，能养血散风，去头目风热、眩晕疼痛、目中翳膜及遍身游风风疹。作枕明目，叶亦可用。味苦者性凉，能解血中郁热，清头目，去风热眼目肿痛流泪；根叶辛香，能消痈毒，止疼痛。野菊花根叶茎花皆可同用。味苦辛。大能散火散气，消痈毒疔肿瘰疬，眼目热痛，亦破妇人瘀血。孙氏治痈毒方，用野菊连根叶捣烂酒煎，热服取汗，以渣敷之，或同苍耳捣汁，以热酒冲服。冬月用干者煎服，或为末酒服亦可。

11. 竹叶

味甘、淡，性寒。归心、胃、小肠经。能够清热除烦，利尿。用于口舌生疮、小便不利、小便灼热涩痛等症。本品长于清心经与小肠经热，利尿通淋，常与灯芯草、白茅根、海金沙等同用治疗热病心烦口渴之症。本品清心泄热，除烦止渴，常与麦冬、芦根、天花粉等配伍使用。

《神农本草经》：味苦，平。主治咳逆上气，溢筋急，恶疡，杀小虫。

《名医别录》：大寒，无毒。主除烦热，风，喉痹，呕逆。

《日华子本草》：味甘，冷，无毒。消痰，治热狂烦闷，中风失音不语，壮热头痛，头风，并怀妊人头旋倒地，止惊悸，温疫迷闷，小儿惊痫天吊。

《药性赋》：味辛、苦，性寒，无毒。可升可降，阳中阴也。其用有二：除新旧风邪之烦热，止喘促气胜之上冲。

《本草纲目》：煎汤，熨霍乱转筋。煎浓汁，漱齿中出血，洗脱肛不收。（苦竹叶）烧末，和鸡子白，涂一切恶疮，频用频效。

《本草蒙筌》：味甘、淡，气平、寒。阴中微阳。无毒。逐上气咳逆喘促，退虚热烦躁不眠。专凉心经，尤却风痉。

《景岳全书》：味甘淡，气平微凉，阴中微阳，气味俱轻。清上气咳逆喘促，消痰涎，解热狂，退虚热烦躁不眠，壮热头痛，止吐血。专凉心经，亦清脾气。却风热，止烦渴，生津液，利小水，解喉痹，并小儿风热惊痫。

12. 灯心草

味甘、淡，性微寒。归心、肺、小肠经。能够利水通淋，清心除烦。用于热证小便不利、淋沥涩痛。灯心草能清热利水，但药力单薄，宜于病情较轻者，或辅助其他清热利湿药。灯心草主治心热烦躁、小儿夜啼、惊痫。灯心草可单味煎服，或配其他清心安神药同用，具有清心除烦的作用。婴儿夜啼，可用灯心草煅炭研末，涂母乳头上喂之。此外，本品外用吹喉，可治喉痹。

《本草衍义补遗》：属土。火烧为灰，取少许吹喉中，治急喉痹甚捷。小儿夜啼亦用灯心烧灰涂乳上与吃。

《本草纲目》：降心火，止血通气，散肿止渴。烧灰，入轻粉、麝香，治阴疳。

《本草蒙筌》：味甘、气寒。无毒。拆取中心白穰，用之燃灯照夜。通阴窍，利小便。除癃闭成淋，消水湿作肿。钵擂乳香少入，油润全无罐藏。冰片多，分两不耗。

《景岳全书》：味淡性平。能通水道涩结癃闭，治五淋，泻肺热，降心火，除水肿，止血，通阴气，散肿止渴。但用败席煮服更良。若治喉痹，宜烧灯草灰吹之；若治下疳疮，亦用烧灰，加轻粉、麝香为末掺之。

【现代临床应用】

1. 汗斑

如姚吉武治疗一患者。男，24 岁，1985 年 7 月 18 日初诊。1985 年 3 月腹部两胁出现左右各一铜钱大斑块且微痒，半月后蔓延胸背及上肢，发红，局部色紫。治以祛风除湿，行气活血。内服胡麻丸加减方：胡麻 20g，苦参、威灵仙各 15g，防风、石菖蒲、白附子、羌活、甘草各 10g。外用硫黄、密陀僧各等份，共研极细末，用茄子切厚片蘸药末用力擦，每日 2 次。7 日愈，未复发。紫斑者上方加雄黄 3g，忌服辛辣腥物。[姚吉武 . 汗斑的临床治验 . 吉林中医药，1986，（4）]

2. 白癜风

如张涛用胡麻丸加减治疗白癜风取得较好效果。基本方药：大胡麻 12g，威灵仙 30g，节菖蒲 10g，苍术 15g，丹参 15g，沙苑子 10g，白蒺藜 15g。加减：头面者加白芷 10g，白僵蚕 10g；胸腹者加乌药 10g，广木香 10g；腰背者加羌活、独活各 10g；上肢者加桑枝 15g，姜黄 10g；下肢者加川牛膝 10g，蚕沙 10g；泛发全身者加桔梗 10g，枳壳 10g。药共为细末，水泛为丸如绿豆大。每服 6g，小儿酌减，饭后服。1 天 3 次，1 月为 1 疗程。[张涛，胡辛 . 加减胡麻丸治疗白癜风 26 例 . 中国中医药科技，2000，7（4）]

3. 儿童过敏性紫癜

如方昉，邱根祥用钱乙生犀散合用万氏胡麻丸治疗儿童过敏性紫癜。所用方药：水牛角 20g（先煎），地骨皮、赤芍、大胡麻、威灵仙、白蒺藜、蔓荆子、苦参、葛根各 9g，荆芥、生甘草各 5g，柴胡 6g。患儿体重 <10kg，每日服 150ml；10kg<患儿体重<30kg，每日服 200ml；患儿体重>30kg，每日服 400ml。分早晚 2 次，餐后服用。共治疗 2 周。与西药比较，疗效延续性较好，复发率低，还能调节机体淋巴细胞水平。[方昉，邱根祥 . 生犀散合万氏胡麻丸治疗儿童过敏性紫癜 36 例 . 浙江中医杂志，2016，12，51（12）]

4. 顽固性皮肤瘙痒

秦修成用胡麻丸加减治疗顽固性皮肤瘙痒取得较好效果。组方：大胡麻 120g，防风 60g，威天仙 60g，石菖蒲 60g，苦参 60g，白附子 30g，独活 30g，甘草 15g。以上 8 味药，共研细末，炼蜜为丸，每丸重 6g。每服 1 丸，日服 3 次，10 天为一疗程。[秦修成. 胡麻丸治疗顽固性皮肤瘙痒. 山东中医药杂志，1982（6）]

凉惊丸

【异名】金花丸

【组成】黄连　黄芩　山栀仁　黄柏各五钱　大黄二钱　龙胆草三钱　雄黄　辰砂各二钱

【药物炮制】黄连：除去苗叶、根须，洗净干燥，研末生用。

黄芩：除去残茎、根须，晒干，蒸透或开水润透，去腐，研末生用。

山栀仁：秋冬采收，研末生用。

黄柏：于清明前后剥取树皮，刮去粗皮，晒干，研末生用。

大黄：秋末茎叶枯萎或次春发芽前采挖，除去根须，刮去外皮，切瓣或段，用绳穿成串干燥或直接干燥，研末生用。

龙胆草：秋季采挖，晒干，研末生用。

雄黄：采挖后去杂质，水飞后生用。

辰砂：将其矿石击碎后，除去石块杂质，水飞极细备用。

【服用方法】共为末，水糊丸，如粟米大，竹叶灯心汤下。急惊，薄荷灯心汤下。胎热，竹叶灯心汤下。衄血，茅花汤下。丹毒斑疹，升麻汤下。口疮，水竹叶、薄荷汤下。(《片玉心书》卷之五)

研极细末，和匀，雪水煮面糊为丸，黍米大，一岁儿十五丸，以渐加至五十丸，薄荷汤下。此黄连解毒汤加减也。(《育婴家秘》卷之三)

【主治】

1. 里热实证

凉惊丸退五脏热，泻心肝火，治急惊，解胎毒，如小便黄，大便秘，丹毒斑疹，衄血，口疮，并皆治之。(《片玉心书》卷之五)

里热者，喜露顶面而卧，扬手掷足，揭去衣被，渴饮冷水，儿小不能言，吃乳不休者是也。小便赤，大便秘，此热在里也。宜解利之，凉惊丸、三黄丸、四顺清凉饮、凉膈散、钱氏抱龙丸、牛黄凉膈丸、黄芩汤，选而用之。(《幼科发挥》卷之上)

此论五脏之热，见前五脏歌内。家传凉惊丸、金花丸、三黄丸，皆治五脏热之方也。(《育婴家秘》卷之三)

烦热者，心躁不安，五心烦热，四肢温壮，小便赤色。宜导赤散加麦冬、山

栀仁治之，再以凉惊丸，撤其余邪。(《片玉心书》卷之五)

积热者，颊赤口疮，大小便赤涩，此表里俱实。或内伤酒面、煎煿、热药峻补；外因厚绵炉火所侵，皆能生热，此内外蕴积之热也，非食积。先以三黄丸下之，后以凉惊丸调之。(《片玉心书》卷之五)

祖传治发热，不问其症，脾胃虚弱者，以胃苓丸，竹叶、炒米汤吞。元气虚者，以凉惊丸，竹叶、薄荷、灯心汤送下。随症用引。(《片玉心书》卷之五)

大金花丸治中外诸热，寝汗咬牙，大小便不利。即前凉惊丸，去胆草、雄、砂，加九黄，雪水丸，又名既济解毒丸。(《育婴家秘》卷之三)

2. 外感发热

伤风发热，其症汗出，身热，呵欠，目赤涩，多睡，恶风，喘急，此因解脱受风所致。宜疏风解肌退热，先服柴葛解肌汤，发去风邪，热退之时，再服凉惊丸，以防内热。(《片玉心书》卷之五)

伤寒发热，其症无汗，身热，呵欠，烦闷，项急，面赤，喘急，恶寒，口中气热，此因解脱受寒所致。宜发散寒邪，退热镇惊，先服惺惺散，发去寒邪，后以凉惊丸，以防内热。(《片玉心书》卷之五)

3. 胎热

凡小儿生后，或月内，或百日，气急喘满，目闭眼赤眵多，神困呵欠，遍身壮热，小便赤涩，大便不通，时复惊烦，此胎热也。因母平日嗜食辛甘热物，贪服暖药而致，用凉惊丸、黄连解毒汤治之。(《片玉心书》卷之四)

4. 热惊风

祖传治惊风，先用雄黄解毒丸利去痰热，后用凉惊丸退火，再用保命丹、安神丸调之。(《片玉心书》卷之四)

惊热者，遍身发热，面青自汗，心悸不宁，脉数烦躁，颠叫恍惚，此心热也。以凉惊丸退热，安神丸定心。(《片玉心书》卷之五)

客热者，阳邪干于心也。心若受邪，则热形于额，故先起于头面而身热，恍惚多惊，闻声则恐。此由正气虚而邪气胜，故与之交争，发热无时，进退不定，如客之往来。先以导赤散去其邪，后以凉惊丸调之。(《片玉心书》卷之五)

因潮热，已午未时发搐，心神惊悸，目上视，白睛赤色，牙关紧急，口内涎潮，此心旺也。洁古云：已午未时，心旺之位而热搐者，心热也，导赤散、凉惊丸。钱氏方或木通散，以泻心肝之火。(《育婴家秘》卷之二)

因潮热，亥子丑时，不甚搐，而卧不稳，身体温壮，目睛紧斜视，喉中有痰，大便银褐色，乳食不消，多睡不醒。洁古云：皆因大病之后，脾胃虚损，多有此病，故宜补脾凉心。按：补脾宜异功散，凉心宜凉惊丸。皆钱氏方。(《育婴家秘》卷之二)

诸热惊悸，不安多啼，此心脏本病也。宜导赤散加朱砂主之，甚者凉惊丸、三黄泻心丸。(《幼科发挥》卷之上)

5. 热瘅

经中只言瘅，俗称为疸。瘅者，单也，谓单阳而无阴也。因于热者，用凉惊丸；因于湿者，用胃苓丸，内加茵陈作丸服之。因于食积，同疳黄者，集圣丸。脾胃虚怯而黄者，肥儿丸，此家秘之法也。(《育婴家秘》卷之四)

6. 血虚发热

此气血俱虚，气虚则发厥，血虚则发热也。四君子汤加炒干姜，甚者加熟附子一片，待热少退，以凉惊丸调之。(《片玉心书》卷之五)

7. 口疮

口疮者，满口赤疮，此因胎禀本厚，养育过温，心脾积热，熏蒸于上，以成口疮。内服凉惊丸，外用地鸡擂水，遍涂疮上，又以一连散敷之。(《片玉心书》卷之五)

8. 重腭

小儿上腭有胀起如悬痈者，此名重腭。由脾胃挟热，血气不能收敛而成此者，用针刺去恶血，内服凉膈散，外用碧雪散吹之。轻者服凉惊丸。(《片玉心书》卷之五)

9. 病后潮热不退

凡病退后潮热不退者，此脾虚热也，四君子汤加炒干姜以治之。若小便赤，大便硬，两腮红，足胫热者，此余邪未尽，不可作虚看。用凉惊丸，薄荷、灯心煎汤吞下调之。(《片玉心书》卷之四)

【方解】黄连苦寒，清热泻火，以泻心火见长；黄芩苦寒，清热燥湿泻火，以泻肺火为要；山仁苦寒，归心、肺、胃、三焦经，擅泻肝火；黄柏苦寒，清热燥湿，泻火解毒，以泻肾火见长；大黄苦寒，归脾、胃、大肠、肝、心包经，专泻脾胃火，清热泻下攻积；龙胆草苦寒，清热燥湿，泻肝火，亦泻胆火；雄黄辛、苦，温，擅长解毒杀虫；辰砂甘、寒，归心经，有镇心安神之效。

【药论】

1. 黄连

味苦性寒，味厚气薄。阴中阳也，可升可降。入手少阴心经。解热毒，泻心火，止惊悸，止消渴，调胃厚肠，除胃中湿热。主热气目痛及诸疮肿毒，必然用之。

《梅师方》：伤寒病发，豌豆疮未成脓，黄连四两，水三升，煎一升，去渣分服。择肥大坚实者，刮去须毛，切细，以酒浸晒干，再浸再晒，酒尽为度，瓦器慢火炒焦用。暑月出疹子生用。

《神农本草经》：主热气目痛，眦伤泣出，明目，肠澼腹痛下利，妇人阴中肿痛。

《珍珠囊》：其用有六：泻心火，一也；去中焦湿热，二也；诸疮必用，三也；去风湿，四也；治赤眼暴发，五也；止中部见血，六也。

2. 黄芩

味苦，性平寒，味薄气厚。阳中阴也，可升可降。入手太阴肺经。主诸热，解在肌风热，泄肺中火邪及胃中湿热，利小肠。枯飘者名宿芩，入肺经，酒炒上行。圆实者名子芩，入大肠除热，刮去外粗皮切细，以酒浸晒干，再浸再晒，酒尽为度，瓦器慢火炒焦用。如孕妇出痘疹者，择条实黄芩以水浸，试沉者佳。生用，勿以酒炒，清热降火，为安胎圣药也。

《神农本草经》：主诸热黄疸，肠澼泻痢，逐水，下血闭，恶疮疽蚀火疡。

《开宝本草》：味苦，平、大寒，无毒。疗痰热，胃中热，小腹绞痛，消谷，利小肠，女子血闭、淋露、下血，小儿腹痛。

《名医别录》：大寒，无毒。主治痰热，胃中热，小腹绞痛，消谷，利小肠，女子血闭、淋露、下血，小儿腹痛。

《医学启源》：黄芩，治肺中湿热，疗上热目中肿赤，瘀血壅盛，必用之药。泄肺中火邪上逆于膈上，补膀胱之寒水不足，乃滋其化源。

3. 栀子

味苦性寒，气薄味厚，气浮而味降。轻清上行，阳中阴也。入手太阴经。择七棱及肉鲜红者佳。主五内邪气，胃中热气，善除心中客热，虚烦不得眠。又大病后亡血亡津液，脏腑无润养，内生虚热，非此不除。又能屈曲下行降火。去内热用仁，以酒制，如上芩连法。去肌表热和皮用，亦以酒制如上法。

《神农本草经》：主五内邪气，胃中热气，面赤酒疮皶鼻，白癞赤癞疮疡。

《本草图经》：仲景及古今名医治发黄，皆用栀子、茵陈、甘草、香豉四物作汤饮。又治大病后劳复，皆用栀子、鼠矢等，利小便而愈。其方极多，不可胜数。

《本草衍义》：栀子虽寒无毒，治胃中热气，既亡血、亡津液，脏腑无润养，内生虚热，非此物不可去。又治心经留热，小便赤涩，用去皮山栀子、火煨大黄、连翘、炙甘草等份，末之，水煎三钱服，无不利也。

《汤液本草》：或用栀子利小便，实非利小便，清肺也。肺气清而化，膀胱为津液之府，小便得此气化而出也。

4. 黄柏

味苦微辛，性寒，气味俱厚，性沉降，阴也。足少阴经药，太阳引经药。择紧厚鲜黄者，削去粗皮，切细酒制，如上黄连法。

《神农本草经》：味苦，寒。主治五脏肠胃中结气热，黄疸，肠痔，止泻痢、女子漏下，赤白，阴阳蚀疮。

《名医别录》：无毒，主治惊气在皮间，肌肤热赤起，目热赤痛，口疮。久服通神。

《药性论》：平，主男子阴痿，治下血如鸡鸭肝片，及男子茎上疮，屑末傅之。

《日华子本草》：安心，除劳，治骨蒸，洗肝，明目，多泪，口干，心热，杀疳虫，治蛔，心痛，疥癣。蜜炙治鼻洪，肠风泻血。

《开宝本草》：疗惊气在皮间，肌肤热赤起，目热赤痛，口疮。

5. 大黄

味苦，性大寒，气味俱厚，性沉降，走而不守，阴也。入手足阳明经。荡涤肠胃，推陈致新，通利水谷。泻诸实热不通，心腹胀满，下大便结燥。号称将军，取其荡涤峻快也。

《圣惠方》：治时气发豌豆疮，用川大黄半两微烘，以水一大盏煎服。择坚实锦文者佳。切，以酒浸蒸，九浸九蒸，晒干用。痘疮惟大便不通腹胀烦躁者宜之，不可妄用。

《神农本草经》：味苦，寒。主下瘀血，下闭，寒热，破癥瘕积聚，留饮宿食，荡涤肠胃，推陈致新，通利水谷道，调中化食，安和五脏。

《名医别录》：大寒，无毒。平胃下气，除痰实，肠间结热，心腹胀满，女子寒血闭胀，小腹痛，诸老血留结。

《药性论》：去寒热，忌冷水，味苦，甘。消食，涤五脏，通女子经候，利水肿，能破痰实，冷热结聚宿食，利大小肠贴热毒肿。主小儿寒热，时疾烦热，饮脓，破留血。

《日华子本草》：通宣一切气，调血脉，利关节，泄壅带水气，四肢冷热不调，温瘴热候，利大小便，并傅一切疮疖痈毒。

《开宝本草》：味苦，大寒，无毒。平胃下气，除痰实，肠间结热，心腹胀满，女子寒血闭胀，小腹痛，诸老血留结。

《本草图经》：本经言大黄，推陈致新，其效最神，故古方下积滞多用之，仲景治伤寒用处尤多。古人用毒药攻病，必随人之虚实寒热而处置，非一切轻用也。染武帝因发热欲服大黄，姚僧坦言：大黄，乃是快药，至尊年高，不可轻用。帝弗从，几至委顿。梁元帝常有心腹疾，诸医咸谓宜用平药，可渐宣通。僧坦言：脉洪而实，此有宿妨，非用大黄无瘳理。帝从之遂愈。以此言之，今医用一毒药而攻众病，其偶中，便谓此方神奇。其差误，则不言用药之失，可不戒哉？

《本草衍义》：损益前书已具。仲景治心气不足，吐血、衄血。泻心汤用大黄、黄芩、黄连。或曰：心气既不足矣，而不用补心汤，更用泻心汤何也？答曰：若心气独不足，则不当须吐衄也。此乃邪热，因不足而客之，故吐衄，以苦泄其热，就以苦补其心，盖两全之。有是证者用之无不效，量虚实用药。

《药类法象》：其性走而不守，泻诸实热，大肠不通。下大便，荡肠胃热，专治不大便。

6. 辰砂

此味药见抱龙丸【药论】。

【病案赏析】

案一： 予初习医，治一儿二岁发搐而死。请予至，举家痛哭。乃阻之，告其父曰：此儿面色未脱，手足未冷，乃气结痰壅而闷绝，非真死也。取艾作小炷，灸两手中冲穴。火方及肉而醒，大哭。父母皆喜。遂用家传治惊方，以雄黄解毒丸十五丸利其痰，凉惊丸二十五丸去其热，合之，煎薄荷汤送下。须臾，利下黄涎，搐止矣。予归，父问用何药，如是速效，全以具告父。父语母曰：吾有子矣。（《幼科发挥》卷之上）

赏析： 根据案中描述，万全初到病家，见其家人痛哭，以为小儿已经死去，但是万全通过细致观察发现小儿面色尚有气血，手足未见厥冷，从而判断为假死。万全分析认为，这是无形之邪热与有形之痰实互结，合而为患。治法上自当清热与豁痰并举，然寒凉太过则涩而不行，比例调整恰当至关重要。他先采用艾灸两手中冲穴开窍醒神，然后采用雄黄解毒丸、凉惊丸两方合用，用薄荷煎汤送服，以清热泻火，解毒化痰。痰火清除，自然神志清醒，抽搐自止。

案二： 又一富室张世鲁子病惊风，迎予往治之。时病已十七日矣，目右视而眨，口右张而动，手足向右掣引，舌上黑苔，势已危急。予谓世鲁之父希贤曰：令孙病剧，宜急取薄荷叶煎浓汤洗其舌，如黑苔去而舌红，则病可治，否则不可治也。洗之黑苔尽去，以泻青汤作大剂服之，口眼俱定，手足不掣，以凉惊丸、至圣保命丹调理十余日而安。（《续名医类案》卷二十九）

赏析： 此案中所治为惊风病，患儿见症为目右视而眨，口右张而动，手足向右掣引，舌上黑苔，万全根据这些症候判断病势已危急。当此之时，万全用薄荷叶煎浓汤洗其舌的方法来判断病是否可治，他认为如黑苔去而舌红，则病可治，如果黑苔洗不去，则不可治。通过薄荷汤洗苔后，万全判断此病可治，然后以泻青丸、凉惊丸、保命丹合用清泻心肝火热，安神息风，治疗十余日痊愈。此病惊厥十七日，病重且危，万氏依次治之，调理十日而安。非医术精湛者，莫能为也。

案三： 一儿惊风时热不退，群医有议用小柴胡汤者，有欲用竹叶汤者，有欲用凉惊丸者。予曰：大惊之后，脾胃已虚，宜温补之。三药寒凉，不可服也。乃作理中汤，用炒干姜，一剂热除。（《幼科发挥》卷之上）

赏析： 此案中所治为惊风热证。患儿见热势不退，小柴胡汤、竹叶汤、凉惊丸都是治疗热证的方子，临床要根据具体病情具体分析，根据具体病情决定选用哪种方药治疗。此患儿虽有发热不退，但是并非小柴胡汤、竹叶汤、凉惊丸可治。万全根据发热见于大惊之后，脾胃已虚，从而判断此发热非实热所致，而是虚寒所为。因此，他采用理中汤以温暖脾胃，使阳升阴降，则虚热自退。此案说明凉惊丸在运用时一定要辨证，不可乱用。

【现代临床应用】

急惊风

刘弼臣用凉惊丸治疗急惊风。急惊风主要由于心肝蓄热，脾胃停痰，痰热内闭，窍道不通以致热则生风而发为抽搐。所以临床表现为每多暴急，突然高热，面红唇赤，神志烦急，大便秘结，小便涩难，痰壅气促，牙关紧急，角弓反张，口眼歪斜，二目窜视，脉象洪数，指纹青紫等。治疗时，首先应当开窍通闭（可用嚏惊散吹鼻取嚏），然后灌服导赤散疏通心经火邪，再根据病情，选用泻青丸或凉惊丸治之。当惊风发作之时，除了服药以外，还可配合灸少商、中冲二穴，以取得更好的疗效。［夏桂选，徐荣谦．中医儿科杂志．2011，1，7（1）］

神芎丸

【异名】加减三黄丸　神芎导水丸

【组成】大黄　黄芩各一钱　黑牵牛头　滑石　黄连　川芎　薄荷叶各五钱

【药物炮制】大黄：用酒蒸，以缓解大黄的峻下之力。晾干后研末。

黄芩、黄连、薄荷叶：研末生用。

黑牵牛：取头末，炒至半生半熟为宜。

滑石：水飞为末。

川芎：酒炒后研末。

【服用方法】治小儿积热在表时，共为末，滴水为丸，如粟米大，随大小加减。温水下或竹叶汤下。治衄血时，茅花煎汤下。治小儿积热在里时，共为末，滴酒为丸，黍米大，服五丸、十五丸，温水下。一发一下，中病即止。(《幼科发挥》卷之上)

此处说明两点：其一，此方是治疗实证用方，虚证禁用；其二，为了防止服药后出现格拒现象，应用温水送服。

【主治】

1. 上焦积热

如摸之其肿虚浮者，此积热在里，熏蒸于上，所谓气上冲则柔软者是也，宜酒制神芎丸，此高则抑之也。(《育婴家秘》卷之四)

神芎丸治小儿上焦积热，惊风壅滞，头目赤肿，咽闭，大小便赤涩及痰喘之症，并皆治之。(《片玉心书》卷之五)

2. 一切诸热

实热者，面赤腮燥，鼻干焦，喜就冷，或合面卧，或仰面卧，露出手足，掀去衣被，大渴饮水，大小便秘，宜泻之。神芎丸、大金花丸。(《幼科发挥》卷之上)

神芎丸治一切诸热，实者服之，虚者禁用。(《幼科发挥》卷之上)

酒制神芎丸治一切积热。(《育婴家秘》卷之四)

3. 衄血

祖传治衄血用神芎丸，茅花煎汤下。(《片玉心书》卷之五)

其意即此方有发散和泻下之功，其中的酒、川芎和薄荷均有发散之功，而大黄、滑石和二丑都有泻下之力，因此在用药时，只能中病即止，不必尽剂，否则伤人。

综上所述，神芎丸以治小儿上焦积热为主，如配伍适宜，可以通过通利下焦达到治疗体内积热的目的。

【方解】 川芎、黄连、薄荷为君药，牵牛、滑石为臣药，大黄、黄芩为佐药，竹叶为使药。黄连味苦、性寒。归肾、膀胱和大肠经。能清热燥湿、泻火解毒、退虚热。黄连善治中上焦疾病，尤善清心火。川芎味辛、性温。归肝、胆和心包经。能活血行气、祛风止痛，以活血行气、祛风止痛见长。因其能上行头目、活血行气，根据"血行风自灭"的原理，川芎为治疗头痛的要药。川芎能制约大黄、黄芩、黄连与牵牛子的苦寒之性，使之不过于苦寒泄降。薄荷味辛、性凉。能疏散风热、清利头目，有利咽、透疹之功。其性轻扬升浮，芳香通窍，与川芎为伍能引药上行。黄芩味苦、性寒。归肺、胆、胃和大肠经。能清热燥湿、泻火解毒，且能止血和安胎。黄芩与黄连配伍能清气分邪热。牵牛子味苦、性寒，有毒。归肺、肾和大肠经。能泻下、逐水、去积、杀虫，可泻肠胃湿热，治疗大便秘结。大黄味苦、性寒。归脾、胃、大肠、肝和心经。能泻下攻积、清热泻火、活血解毒、凉血祛瘀。以治疗肠道积滞、大便秘结见长。大黄与牵牛子配伍能降气驱火。滑石味甘淡、性寒。归胃、膀胱经。能利水通淋、清解暑热。治疗小便不利、淋沥涩痛。此处取引药入肾之用，使邪热从小便而去。竹叶汤送服可清心除烦，生津利尿，顾护脾胃。

【药论】

1. 黄连

此味药见凉惊丸【药论】。

2. 川芎

味辛，性温。归肝、胆、心包经。主要功效是行气活血，祛风止痛。应用于头痛，风湿弊痛，胸痹心痛，胸胁刺痛，跌扑肿痛，月经不调，经闭痛经，癥瘕腹痛。川芎秉性升散，《本草汇言》谓其能"上行头目"。川芎既能活血行气止痛，又长于祛风，为治头痛的要药。川芎辛温，能直上巅顶，去除风邪，舒展清空之阳，使气血得以上下。川芎与黄芩，薄荷等寒凉药配伍可以治疗风热头痛，与牵牛子配伍可以治疗风痰头痛。

川芎嗪能扩张冠状动脉，增加冠状动脉血流量。还能扩张脑血管，降低血管阻力，显著增加肢体及脑血流量，改善微循环。川芎总生物碱能降低外周血管阻力，有降压作用。川芎嗪有镇痛效应。

《神农本草经》：味辛，温。主中风入脑，头痛，寒痹，筋挛，缓急，金创，妇人血闭，无子。

《本草经集注》：味辛，温，无毒。主治中风入脑头痛，寒痹，筋挛缓急，金疮，妇人血闭无子。除脑中冷动，面上游风去来，目泪出，多涕唾，忽忽如醉，诸寒冷气，心腹坚痛，中恶，猝急肿痛，胁风痛，温中内寒。

《雷公炮制药性解》：味辛甘，性温无毒，入肝经。上行头角，引清阳之气而止痛；下行血海，养新生之血以调经。

《本草经解》：气温，味辛，无毒。主中风入脑头痛，寒痹筋挛，缓急金疮，妇人血闭无子。川芎气温，禀天春和之木气，入足厥阴肝经；味辛无毒，得地西方之金味，入手太阴肺经。气味俱升，阳也。风为阳邪而伤于上，风气通肝，肝经与督脉会于巅顶，所以中风，风邪入脑头痛也；其主之者，辛温能散也。寒伤血，血涩则麻木而痹，血不养筋，筋急而挛；肝藏血而主筋，川芎入肝而辛温，则血活而筋舒，痹者愈而挛者痊也。缓急金疮，金疮失血，则筋时缓时急也；川芎味辛则润，润可治急，气温则缓，缓可治缓也。妇人禀地道而生，以血为主，血闭不通，则不生育。川芎入肝，肝乃藏血之脏，生发之经。气温血活，自然生生不已也。

《长沙药解》：味辛，微温，入足厥阴肝经。行经脉之闭涩，达风木之抑郁，止痛切而断泄利，散滞气而破瘀血。

《本草纲目》：川芎，血中气药也。肝苦急，以辛补之，故血虚者宜之。辛以散之，故气郁者宜之。《左传》言麦曲，川芎御湿，治河鱼腹疾。予治湿泻，每加二味，其应如响也。血痢已通而痛不止者，乃阴亏气郁，药中加芎为佐，气行血调，其病立止。此皆医学妙旨，圆机之士，始可语之。五味入胃，各归其本脏。众服则增气偏胜，必有偏绝，故有暴夭之患。若药具五味，备四气，君臣作使配合得宜，岂有此害哉？如川芎，肝经药也。若单服既久，则辛喜归肺，肺气偏胜，金来贼木，肝必受邪，久则偏绝，岂不夭亡？故医者贵在格物也。燥湿，止泻痢，行气开郁。

《景岳全书》：味辛微甘，气温，升也，阳也。其性善散，又走肝经，气中之血药也。反藜芦。畏硝石、滑石、黄连者，以其沉寒而制其升散之性也。芎归俱属血药，而芎之散动尤甚于归，故能散风寒，治头痛，破瘀蓄，通血脉，解结气，逐疼痛，排脓消肿，逐血通经。同细辛煎服，治金疮作痛。同陈艾煎服，验胎孕有无三四月后，服此微动者，胎也。以其气升，故兼理崩漏眩运；以其甘少，故散则有余，补则不足。惟风寒之头痛，极宜用之，若三阳火壅于上而痛者，得升反甚。今人不明升降，而但知川芎治头痛，谬亦甚矣。多服久服，令人走散真气，能致暴亡，用者识之。

3. 大黄

此味药见凉惊丸【药论】。

4. 黄芩

此味药见凉惊丸【药论】。

5. 黑牵牛

味苦，性寒，有毒。归肺、肾、大肠经。能泻水通便，消痰涤饮，杀虫攻积，既泻大便又通小便。应用于水肿胀满，二便不通。黑牵牛与大黄配伍可治肠热便秘，与滑石、竹叶配伍可以利尿祛湿，治疗水肿。黑牵牛为传统的峻下逐水药。

《本草经集注》：味苦，寒，有毒。主下气，治脚满水肿，除风毒，利小便。

《雷公炮制药性解》：味苦辛，性寒，有毒，入大小肠二经。主下气，通二便，祛壅滞气急，退水肿，消风毒，治腰膝痛，堕胎孕。酒蒸，去皮用。牵牛子专主水气，故入大小肠经。丹溪曰：属火善走，有两种，黑者兼水，白者兼金，病形与证俱衬用之。

《玉楸药解》：味甘，气寒，入足阳明胃、手阳明大肠、手太阳小肠、足太阳膀胱经。逐痰泻水，破聚决壅。牵牛子下停痰积水、宿谷坚瘕，杀虫泻蛊，除肿消胀，溺癃便结，风刺雀斑之症皆医。

《名医别录》：味苦，寒，有毒。主下气，治脚满水肿，除风毒，利小便。

《日华子本草》：味苦，辛，得青木香，干姜良。取腰痛，下冷脓，泻蛊毒药，并一切气壅滞。

《本草纲目》：自宋以后，北人常用取快。及刘守真，张子和出，又倡为通下之药。李明之目击其事，故著此说极力辟之。然东汉时此药未入本草，故仲景不知。假使知之，必有用法，不应捐弃。况仲景未用之药亦多矣。执此而论，盖矫枉过至矣。牵牛治水气在脾，喘满肿胀，下焦郁遏，腰背胀肿，及大肠风秘气秘，卓有殊功。但病在血分；乃脾胃虚弱而痞满者，则不可取快一时，及常服暗伤元气也。一宗室夫人，年几六十。平生苦肠结病，旬日一行，甚于生产。服养血润燥药则泥膈不快，服消黄，通利药则若罔知，如此三十余年矣。时珍诊其人体肥膏粱，而多忧郁，日吐酸痰碗许乃宽，又多火病。此乃三焦之气壅滞，有升无降，津液皆优为痰饮，不能下滋肠腑，非血燥比也。润剂留滞，消黄徒入血分，不能通气，俱为痰阻，故无效也。乃用牵牛末、皂荚膏丸与服，即便通利。自是但觉肠结一服就顺，亦不妨食，且复精爽。盖牵牛能走气分，通三焦。气顺则痰逐饮消，上下通快矣。外甥柳乔，素多酒色。病下极胀痛，二便不通，不能坐卧，立哭呻吟者七昼夜。医用通利药不效。遗人叩予。予思此乃湿热之邪在精道，壅胀隧路，病在二阴之间，故前阻小便，后阻大便，病不在大肠、膀胱也。乃用楝实、茴香、穿山甲诸药，入牵牛加倍，水煎服。一服而减，三服而平。牵牛能达右肾命门，益精隧。人所不知，惟东垣李明之知之。故明之治下焦阳虚天真丹，用牵牛以盐水炒黑，入佐沉香、杜仲、破故子氏、治脾湿太过，通身浮肿，喘不得卧，腹如鼓，海金沙散，亦以牵牛为君。则东垣未尽弃牵牛不用，但贵施之得道耳。逐痰消饮，通大肠气秘风秘，杀虫，达命门。

《本草蒙筌》：味苦，气寒。有毒。有黑白两种。黑者属水力速，白者属金效迟。炒研煎汤，并取头末。除壅滞气急，及疟癖蛊毒殊功；利大小便难，并脚满水肿极验。

《景岳全书》：一名黑丑。味苦辛，热，气雄烈，性急疾，有毒。下气逐水，通大小便，善走气分，通水道，消气实气滞水肿，攻癥积，落胎杀虫，泻虫毒，去湿热痰饮，开气秘气结。古方多为散丸，若用救急，亦可佐群药煎服。然大泄元气，凡虚弱之人须忌之。

6. 滑石

味甘、淡，性寒。归膀胱、肺、胃经。功效是利尿通淋，清热解暑。应用于热淋，石淋，暑湿，湿温，湿疹，痱子等。滑石甘淡而寒，既能利水湿，又能解暑热，为治暑湿湿温之常用药。

《神农本草经》：味甘，寒。主身热泄澼，女子乳难，癃闭。利小便，荡胃中积聚寒热，益精气。久服，轻身，耐饥，长年。

《本草经集注》：味甘，寒、大寒，无毒。主治身热，泄澼，女子乳难，癃闭，利小便，荡胃中积聚寒热，益精气，通九窍六腑津液，去留结，止渴，令人利中。久服轻身，耐饥，长年。

《雷公炮制药性解》：味甘淡，性寒无毒，入胃、膀胱二经。主利水道，实大肠，化食毒，行积滞，逐凝血，解燥渴，导乳汁，补脾胃，降妄火。白腻而无黄砂者佳。滑石甘，宜于中州，淡宜于利水，胃与膀胱之所由入也。

《本草经解》：气寒，味甘，无毒。主身热泄，女子乳难，癃闭，利小便，荡胃中积聚寒热，益精气。久服轻身，耐饥长年。滑石气寒，禀天冬寒之水气，入足太阳寒水膀胱经、手太阳寒水小肠经；味甘无毒，得地中正之土味，入足太阴脾经。气味降多于升，阴也。其主身热肠者，盖太阳行身之表，为诸经主气者也，暑伤太阳、则气化失职，水谷不分，身热泄利肠澼矣；滑石，甘以益气，寒以清暑，所以主之也。其主女子乳难者，乳汁不通也；甘寒有益脾土，脾湿行则脾血化乳也。膀胱热则癃闭，甘寒滑渗，故主癃闭而利小便也。脾者为胃行津液者也，脾湿则困，不行胃中津液，渣秽则积聚于胃而寒热生焉；滑石入膀胱利小便，则湿去脾健，而胃中积聚皆行矣。益精气者，滑石入小肠，则心火有去路，火不刑金，肺金旺生水也。久服湿行脾健，所以轻身耐饥。脾为后天，脾旺谷充，自然长年也。

《长沙药解》：味苦，微寒，入足太阳膀胱经。清膀胱之湿热，通水道之淋涩。

《名医别录》：大寒，无毒。通九窍、六府、津液，去留结，止渴，令人利中。

《日华子本草》：治乳痈，利津液。

《本草纲目》：滑石利窍，不独小便也。上能利毛腠之窍，下能利精溺之窍。盖甘淡之味，先入于胃，渗走经络，游溢津气，上输于肺，下通膀胱。肺主皮毛，为水之上源。膀胱司津液，气化则出矣。故滑石上能发表，下利水道；为荡热燥湿之剂。发表是荡上中之热，利水道是荡中下之热；发表是燥上中之湿，利水道是燥中下之湿。热散则三焦宁而表里和，湿去则阑门通而阴阳利。河间之用益元散，通治表里上下诸病，盖为此意而未发矣。疗黄疸水肿脚气，吐血衄血，金疮血出，诸疮肿毒。

《本草蒙筌》：味甘，气大寒。性沉重，降也，阴也。无毒。宜甘草。石韦为使，入足太阳。利九窍津液频生，行六腑积滞不阻。逐凝血而解烦渴，分水道以实大肠。消食毒补脾，泄止气降火。因此滑利，故加滑名。堕胎如神，妊娠忌服。谟按：滑石治渴，非实能止渴也。资其利窍，渗去湿热，则脾气中和，而渴自止尔。假如天令湿淫太过，人患小便不利而渴，正宜用此以渗泄之，渴自不生。若或无湿，小便自利而渴者，则知内有燥热，燥宜滋润，苟误用服，是愈亡其津液，而渴反盛矣。宁不为犯禁乎！

《景岳全书》：味微甘，气寒，性沉滑，降中有升，入膀胱、大肠经。能清三焦表里之火，利六腑之涩结，分水道，逐凝血，通九窍，行津液，止烦渴，除积滞，实大肠，治泻痢淋秘白浊，疗黄疸水肿脚气，吐血衄血，金疮出血，诸湿烂疮肿痛。通乳亦佳，堕胎亦捷。

7. 竹叶

此味药见胡麻丸【药论】。

【现代临床应用】

Ⅱ型糖尿病

李淑君用神芎丸加味治疗Ⅱ型糖尿病取得较好效果。基本方为神芎丸：黄芩30g，黄连12g，川芎9g，大黄3g，薄荷12g，滑石6g，牵牛子3g。临证化裁：肺胃热盛证加石膏15～30g，知母9～12g，生地黄30g；气阴两虚证加黄芪30g，山药30g，黄精12g，白术10g；阴阳两虚证加附子9g，肉桂3g，黄芪30g，党参30g，菟丝子12g，枸杞子12g，泽泻10g，茯苓15g；血瘀夹杂证加三七粉（冲服）3g，水蛭（冲服）1g，红花10g，鸡血藤12g，桃仁10g。用法：中药煎服每日1剂，水煎2次，取汁粉500ml，合早晚温服。4周为1疗程，连用2～3疗程。[李淑君. 神芎丸加味治疗2型糖尿病38例. 中医研究，2000，6，13（3）]

胃苓丸

【组成】苍术　陈皮　厚朴　白术各五钱　粉草炙，二钱　猪苓　泽泻　白茯苓各三钱　草果仁二钱　官桂一钱

【服用方法】共为末，水糊丸，如粟米大，炒米汤下。呕吐，煨姜汤下。调胃，炒米汤下。白浊，盐汤下。泻泄，炒米、车前草汤下。潮热，水竹叶、炒米汤下。浮肿，长流水、灯心、五加皮汤下。疝气，茴香汤下。黄疸，加茵陈五钱，灯心汤下。(《片玉心书》卷之五)

【主治】

1. 黄疸

胃苓丸补中开胃……退黄消肿，胃苓加减以堪行。(《幼科发挥》卷之下)

经中只言瘅，俗称为疸。瘅者，单也，谓单阳而无阴也。因于热者，用凉惊丸；因于湿者，用胃苓丸，内加茵陈作丸服之；因于食积，同疳黄者，集圣丸。脾胃虚怯而黄者，肥儿丸，此家秘之法也。大抵治黄疸者，茵陈五苓散尤为稳当。钱氏泻黄散治脾热发黄。(《育婴家秘》卷之四)

祖传治黄疸：以胃苓丸一料，加茵陈末五钱，同为丸。用竹叶、灯心、车前子煎汤吞服。(《片玉心书》卷之五)

目中黄者，疸也，宜服茵陈胃苓丸。(《育婴家秘》卷之四)

2. 浮肿

胃苓丸退潮热，止吐泻，消浮肿、黄疸，调脾胃，止便浊，小儿常用之药也。(《片玉心书》卷之五)

治小儿浮肿，轻用胃苓丸子，重则加减堪行，再用浴法保安宁，此法古今永定。不可太施汗下，太补亦不宜行，能依方法救孩婴，方可称为司命。(《片玉心书》卷之五)

治肿之方……吾之家传，大儿用胃苓汤，小儿用胃苓丸，以五皮汤送下，甚验。(《育婴家秘》卷之四)

小儿诸肿，不问虚实，并用胃苓丸、五皮汤主之，此家传也。(《幼科发挥》卷之下)

如受风雨水湿之气而肿者，实肿也。通用胃苓丸主之，此家传之法也。(《幼科发挥》卷之下)

如先肿后喘者，此脾传肺也，以脾为本，肺为标，宜胃苓丸、五皮汤，如上法合而用之。如先喘后肿者，此肺传脾也，以肺为本脾为标，宜苏子降气汤主之。(《育婴家秘》卷之四)

凡小儿面目遍身浮肿者，或因胎禀虚弱，卒冒风湿，或因疟疾汗后，不曾禁风，皆成此症。轻者用胃苓丸治之，重者用加减胃苓汤治之。(《片玉心书》卷之五)

予奉先翁之教，凡肿微者，只用胃苓丸本方治之。如面肿甚者，胃苓丸本方内，加紫苏叶二钱，苦葶苈一钱，以去肺经之风。足肿甚者，本方内加汉防己二钱，牵牛一钱。共为丸，灯心煎汤下。吾有一二人，不守先训，专用葶苈、牵牛为治肿之药，随消随肿，杀儿甚多。累吾之德，虽禁之不能阻也。(《幼科发挥》卷之下)

如疟后遍身浮肿者，此因疟发之后，外中风邪，内伤冷水得之。宜胃苓丸，用长流水顺取，入灯心煎汤送下。更于日午浴之法如前。(《幼科发挥》卷之下)

有面目俱黄，遍身俱黄且肿者，此黄肿也，宜胃苓丸加茵陈服之。(《幼科发挥》卷之下)

先翁治小儿肿，只用胃苓丸正方，顺取长流水，入灯心煎汤送下，每日午时，用五加皮煎汤，抱小儿于房内无风处浴之。浴罢上床，睡令一觉，以薄被盖之，得微汗佳。如是肿消而止，未有不效者。(《幼科发挥》卷之下)

有一身尽肿者，宜胃苓五皮汤主之，经郁则折之，谓上下分消，以去其湿，发汗利小便。此方是小儿者，胃苓丸煎五皮汤送下。(《幼科发挥》卷之下)

祖传治浮肿，只用胃苓丸，用长流水、五加皮、灯心煎汤吞，外用浴法。(《片玉心书》卷之五)

疟后浮肿者，胃苓丸主之。(《幼科发挥》卷之下)

如疟后遍身浮肿者，此因汗后受风故也。以胃苓丸加五加皮、大腹皮，灯心、长流水煎汤治之，大儿加减胃苓汤治之。外用浴法，于日当午时，向避风处，以温水拂拭遍身，略睡一时，以被盖之，微汗为度。每日依此行之，为妙甚效。(《片玉心书》卷之四)

有疟后浮肿者，此病极多，宜胃苓丸，五皮汤下；或用胃苓汤合五皮汤同服。(《育婴家秘》卷之四)

3. 脾胃损伤

初伤以胃苓丸和之，和之不去，以保和丸消之，消之不去，以脾积丸取之。量儿虚实，勿损胃气。(《育婴家秘》卷之二)

祖训钱氏诸方，法当遵守，惟脾胃一条，吾于脾热者，泻黄散；胃热者，人参白虎汤；脾胃寒者，理中汤；脾胃虚者，异功散、调元汤、人参白术散、养脾丸；伤食者，消积丸、保和丸；宿食成积者，枳朴大黄丸；湿盛者，胃苓丸；欲

成疳者，肥儿丸；已成疳者，集圣丸，此吾家秘之法也，不可轻泄。（《育婴家密》卷之一）

4. 伤食、食积

小儿之病，多因湿热食积，与大人不同，宜茵陈胃苓丸主之。（《幼科发挥》卷之下）

食热者，伤食得之，手心壮热，嗳气吐乳，大便酸臭。轻者胃苓丸，重者保和丸，甚者枳壳大黄丸，不可猛浪，伤儿胃气也。（《育婴家秘》卷之三）

有不因气动而病生于内者，如伤乳食之属。初伤以胃苓丸和之，和之不去，以保和丸消之，消之不去，以脾积丸取之。量儿虚实，勿损胃气。（《育婴家秘》卷之二）

补脾胃，消积，退热，解渴，祛疟疾，止吐泻，去肿胀，乃幼科之要药也。胃苓丸（《育婴家秘》卷之一）

内伤乳食者宜消导，胃苓丸主之，轻则节之可也。（《幼科发挥》卷之上）

伤乳食，物出作馊酸气者是也。宜胃苓丸，煨生姜煎汤，研碎调服。（《幼科发挥》卷之下）

因于食积者，吐出馊酸气味，恶食，宜养脾消积丸，甚者丁香脾积丸主之，吐止后，胃苓丸主之。（《幼科发挥》卷之下）

寒吐者，乳片不消，多吐而少出，面白眼慢，气缓神昏，额上有汗出，脉息沉微，宜温中消食，轻者胃苓丸，煨姜汤，研碎服之；不止，用理中丸加藿香；如诸药不止，以参香散治之。（《育婴家秘》卷之三）

5. 伤寒发热

伤寒发热，其症无汗，身热，呵欠，烦闷，项急，面赤，喘急，恶寒，口中气热，此因解脱受寒所致。宜发散寒邪，退热镇惊，先服惺惺散，发去寒邪，后以凉惊丸，以防内热。以上二症，如小儿禀赋原实者可用凉惊丸，若虚怯者，不如只用胃苓丸，甚效。（《片玉心书》卷之五）

6. 内伤发热

不问其症，脾胃虚弱者，以胃苓丸，竹叶、炒米汤吞；元气虚者，以凉惊丸，竹叶、薄荷、灯心汤送下。随症用引。（《片玉心书》卷之五）

诸困睡，不嗜食，吐泻，皆脾脏之本病也。昏睡身热，宜胃苓丸、琥珀抱龙丸主之。吐泻有冷有热，冷者不渴，理中丸主之；热者渴饮冷水，五苓散调天水散主之。（《幼科发挥》卷之上）

7. 呕吐

先翁治小儿呕吐，只用胃苓丸研碎，以生姜煨热，煎汤调下即止。（《幼科发挥》卷之下）

热吐者，面赤唇红，吐次少而多出，乳片消而色黄，遍身热甚而烦躁。夏月多此证，宜胃苓丸，用向东陈壁土一块，杵细炒热，入水煎数沸，澄清，将丸研服。不止，用黄连、厚朴、藿香等份，香薷加倍，水煎服。吐久不止，用理中汤煎热，调天水散冷服，即止。（《育婴家秘》卷之三）

祖传治呕吐，只用胃苓丸，煨干姜汤吞治之，不问寒热。（《片玉心书》卷之四）

寒吐者，吐时少而出物多，此胃受寒也。以理中丸治之，或用胃苓丸，以煨姜汤送下。（《片玉心书》卷之四）

8. 腹胀满

热胀者，浑身壮热，面赤烦躁，大便秘，此因胎禀素厚，误服药而致者，急以三黄丸下之。不通者，用胆导法，下后以胃苓丸调之。（《片玉心书》卷之五）

寒胀者，因寒积郁结而胀，手足厥冷，面青气急。先以塌气丸治之，后以胃苓丸调之。（《片玉心书》卷之五）

祖传治胀满，以解毒丸下之，胃苓丸调之。（《片玉心书》卷之五）

有疟后腹胀者，看有癖无癖。有痞者，从痞治，宜前平疟养脾丸，加治癖、腹胀法治之；无癖者，治腹胀，胃苓丸宜多服。（《育婴家秘》卷之四）

9. 泄泻

如夏月得之，大渴者，宜五苓散作汤，调玉露散，另身热与渴略减者，只服五苓散，不可更加玉露散，恐生中寒之症。泻仍不止，用胃苓丸和一粒丹止之，神效。（《育婴家秘》卷之三）

四时之中，有积泻者，面黄善肿，腹中时痛，所下酸臭者是也。宜先去积，后调脾胃，去积丁香脾积丸，调理脾胃胃苓丸。（《幼科发挥》卷之下）

祖传治泄泻，不问寒热，只用胃苓丸，兼一粒金丹，以车前草同炒米煎汤服之。（《片玉心书》卷之四）

久泻不止，多属虚寒，无有热也。故经曰：暴泻无寒，久泻无热。宜豆蔻丸和胃苓丸各半相合，陈米炒熟煎汤送下即止；如再不止，宜用人参白术散加肉豆蔻面裹煨，诃子肉为丸服，庶不成虚，变慢惊风也。（《育婴家秘》卷之三）

祖传治吐泻，不问寒热虚实，只用胃苓丸，煨姜汤送下，即安。（《片玉心书》卷之四）

祖训治吐泻者，只用胃苓丸：吐以煨生姜汤、泄以一粒丹和之，炒米汤下。（《幼科发挥》卷之下）

疟后变泄者，宜胃苓丸和肉豆蔻丸服之。（《育婴家秘》卷之四）

10. 疳积

小儿初出，便黄赤，落地良久，凝如白膏者，谓之尿白。幼科云：久则成疳

是也，宜用胃苓丸，盐汤下，效。(《育婴家秘》卷之四)

11. 便浊

祖传治小便，白色如米泔者，以胃苓丸温盐汤下。(《片玉心书》卷之五)

12. 痢疾

此治痢之要法也。吾之先祖，以此立法，用黄连阿胶丸加当归、木香治血痢，于血中行气；胃苓丸加当归、芍药治白痢，于气中养血。赤白相兼者，香连丸；有积者，家秘治痢保和丸相兼服之，无不效者。(《育婴家秘》卷之三)

痢疾腹胀者，属中气不足也，宜胃苓丸调之，慎勿下之，下之则死。亦有余毒之未尽，误服涩药太早，腹胀者，此为实也，腹中必痛，宜下之，三黄枳术丸主之。(《育婴家秘》卷之三)

13. 疟疾

疟痢如逢并作，其间吉凶须知，大端饮食要如时，胃气完全可治。若是不思乳食，强将脾胃扶持，胃苓丸子莫差池，间以香连止痢。(《片玉心书》卷之五)

【方解】方中重用白术、苍术，二者同为燥湿健脾之药。白术性温，味甘苦。白术生用可燥湿利水，炒用可补气健脾，炒焦可健脾止泻。苍术性温，味辛苦，归脾、胃二经，辛以散其湿，苦以燥其湿，香烈以化其浊。苍术可用于治疗湿阻中焦或风寒引起的脚膝肿痛、痿软无力等症。二药配伍，共奏健脾利水，燥湿化痰之功。白茯苓味甘淡，性平。传统认为白茯苓偏于健脾，以加强苍白二术的健脾之力。陈皮性温，味辛苦，善于理气化痰、调中燥湿。陈皮长于治疗脾胃气滞或湿浊中阻引起的病症，与苍白二术相配，更能加强健脾祛湿之力。厚朴性温，味辛苦，有行气平喘、燥湿消积之功。厚朴善于治疗湿阻、食积、气滞等脾胃不和之证，同时还能下肺气、消痰涎而达到止咳平喘之效。配合苍白二术加强燥湿之功。猪苓味甘淡，性平，归肾、膀胱二经，以利水渗湿见长。泽泻味甘淡，性寒，归肾、膀胱二经，长于利水渗湿，兼以清热。可助苍白二术以利水渗湿。草果仁味辛、性寒，归脾、胃二经，善于温中燥湿。官桂味辛甘、性热，归肾、脾、心、肝经，能补火助阳、散寒止痛、温通经脉。这里草果和官桂配伍能温脾阳、燥脾湿，共助苍白二术温阳健脾、燥湿利水。粉草炙即炙甘草，性甘味平，归心、肺、脾、胃经，可补脾益气、缓急止痛、缓和药性，这里取调和诸药、健脾益气之功。

【方论】从临床实践出发，万全提出小儿之病，大半胎着，而小半伤食也，其外感风寒之疾十一而已。《幼科发挥》：且小儿脾胃，本自娇嫩，宜于伤积，乳食伤胃，则为呕吐；乳食伤脾，则为泄泻，吐泻既久，则变缓惊，或为疳病，乳食停积，则生痰湿。脾胃壮实，四肢安宁，脾胃虚弱，百病蜂起。这些原文进一步诠释了小儿生理病理的特点。万全尤其重视小儿"肝常有余"和"脾常不足"的特点，认为调理脾胃者，医中之王道也。万全同样重视调理乳母饮食、节制小儿饮食、慎施偏寒偏热之药三个方面，而胃苓丸恰恰满足了上述条件。《幼科发挥》载此方曰："此予家传十三方也"，《片玉心书》也屡称此方为祖传治法。

【药论】

1. 苍术

味辛、苦，性温。归脾、胃、肝经。燥湿健脾，祛风散寒，明目。苍术苦温燥湿以祛湿浊，辛香健脾以和脾胃。与厚朴、陈皮等配伍，对湿阻中焦，脾失健运而致脘腹胀闷，呕恶食少，吐泻乏力等症最为适宜。与薏苡仁、独活等药同用可辛散苦燥祛湿，对痹证湿胜者尤宜。苍术辛香燥烈，能开肌腠而发汗，祛肌表之风寒表邪，又长于胜湿，故以风寒表证夹湿者最为适宜。常与羌活、白芷、防风等同用。苍术还可明目，用于治疗眼目昏涩。

《神农本草经》：味苦，温。主风寒湿痹死肌，痉疸，止汗，除热，消食，作煎饵。久服轻身延年，不饥。

《本草经集注》：味苦、甘，温，无毒。主治风寒湿痹，死肌，痉，疸，止汗，除热，消食。主大风在身面，风眩头痛，目泪出，消痰水，逐皮间风水结肿，除心下急满，及霍乱，吐下不止，利腰脐间血，益津液，暖胃，消谷，嗜食。作煎饵。久服轻身，延年，不饥。

《雷公炮制药性解》：味甘辛，性温，无毒，入脾、胃二经。主平胃健脾，宽中散结，发汗祛湿，压山冈气，散温疟。泔浸一宿，换泔浸，炒用。苍术辛甘祛湿，脾胃最喜，故宜入之。大约与白术同功，乃药性谓其宽中发汗，功过于白，固矣。又谓其补中除湿，力不及白，于理未然。夫除湿之道，莫过于发汗，安有汗大发而湿未除者耶？湿去而脾受其益矣。若以为发汗，故不能补中，则古何以称之为山精。炼服可长生也？亦以其结阴阳之精气。俗医泥其燥而不常用，不知脾为脏主，所喜惟燥，未有脾气健而诸脏犹受其损者。

2. 厚朴

味苦、辛，性温。归脾、胃、肺、大肠经。燥湿，行气，消积，消痰平喘。厚朴苦燥辛散，既能燥湿，又能下气除胀满，为消除胀满的要药。常与大黄、枳实同用，如厚朴三物汤。可行气宽中，消积导滞，治疗积滞便秘，若配大黄、芒硝、枳实，以达峻下热结，消积导滞之效，常用于热结便秘者，如大承气汤；燥湿消痰，下气平喘与紫苏子、陈皮、半夏等同用，治疗痰饮阻肺，肺气不降，咳喘胸闷者，如苏子降气汤；若与麻黄、石膏、杏仁等同用，用于寒饮化热，胸闷气喘，喉间痰声辘辘，烦躁不安者，如厚朴麻黄汤；若与桂枝、杏仁等同用，可治疗宿有喘病，因外感风寒而发者，如桂枝加厚朴杏子汤。此外，七情郁结痰气互阻，咽中如有物阻，咽之不下，吐之不出的梅核气证，亦可取本品。

《神农本草经》：味苦，温。主中风，伤寒，头痛，寒热，惊悸，气血痹，死肌，去三虫。

《本草经集注》：味苦，温、大温，无毒。主治中风，伤寒，头痛，寒热，惊悸，气血痹。死肌，去三虫。温中，益气，消痰下气，治霍乱及腹痛，胀满，胃中冷逆，胸中呕逆不止，泻痢，淋露，除惊，去留热，止烦满，厚肠胃。

《雷公炮制药性解》：味苦辛，性温无毒，入脾、胃二经。去实满而治腹胀，除湿结而和胃气，止呕清痰，温中消食。厚朴辛则能发，温则能行，脾胃之所喜也，故入之以理诸证。丹溪曰：厚朴属土而有火，平胃散用之以佐苍术，正谓泻上焦之湿，平胃土不使太过，以至于和而已。

3. 泽泻

味甘、淡，性寒。归肾、膀胱经。利水渗湿，泄热，化浊降脂。泽泻利水渗湿作用较强，治疗水湿停蓄之小便不利，水肿，常与茯苓、猪苓、桂枝等配用，如五苓散；泽泻利小便以实大便，治脾胃伤冷，水谷不分，泄泻不止，常与厚朴、苍术、陈皮等配伍，如胃苓汤；泽泻泻水湿，行痰饮，治痰饮停聚，清阳不升之头目昏眩，常与白术等同用，如泽泻汤；泽泻既能清膀胱之热，又能泄肾经之虚火，故下焦湿热者尤为适宜。泽泻用治湿热蕴结之热淋涩痛，常与木通、车前子等药同用。泽泻对肾阴不足，相火偏亢之遗精、潮热有奇效，与熟地黄、山茱萸、牡丹皮等同用，如六味地黄丸。泽泻利水渗湿，可化浊降脂，常用于治疗血脂异常，可与决明子、荷叶、何首乌等同用。

《神农本草经》：味甘，寒。主风寒湿痹，乳难。消水，养五脏，益气力，肥健。久服耳目聪明，不饥，延年，轻身，面生光，能行水上。

《本草经集注》：味甘、咸，寒，无毒。主治风寒湿痹，乳难，消水，养五脏，益气力，肥健。补虚损五劳，除五脏痞满，起阴气，止泄精、消渴、淋沥，逐膀胱三焦停水。久服耳目聪明，不饥，延年，轻身，面生光，能行水上。

《雷公炮制药性解》：味甘咸，性寒无毒，入膀胱、肾、三焦、小肠四经。主去胞垢，退阴汗，治小便淋涩仙药，疗水病湿肿灵丹。畏海蛤，文蛤。色白者佳。泽泻下降为阴，专主渗泄，宜入膀胱诸经。其行水之功过于猪苓。

4. 茯苓

味甘、淡，性平。归心、肺、脾、肾经。利水渗湿，健脾，宁心安神。茯苓味甘而淡，甘则能补，淡则能渗，药性平和，既可祛邪，又可扶正，为利水消肿之要药。可用治水肿诸证。茯苓治疗水湿内停所致的水肿、小便不利等症，常与泽泻、猪苓、白术同用，如五苓散；治疗脾肾阳虚之水肿，常与附子、生姜等同用，如真武汤；用于水热互结，阴虚所致的小便不利、水肿等症，常与滑石、阿胶、泽泻等合用，如猪苓汤；茯苓善于渗泄水湿，使湿无所聚，痰无由生。可治痰饮之目眩心悸，常配伍桂枝、白术、甘草等，如苓桂术甘汤；若饮停于胃而呕吐者，多与半夏、生姜等合用，如小半夏加茯苓汤；味甘，入脾经，茯苓能健脾补中，渗湿而止泻，使中焦清升浊降，尤宜于脾虚湿盛泄泻，可与山药、白术、薏苡仁等同用，如参苓白术散；茯苓治疗脾胃虚弱之倦怠乏力，食少便溏，常配伍人参、白术、甘草等，如四君子汤；茯苓补益心脾而宁心安神，常用治心脾两虚，气血不足之心悸，失眠，健忘，多与黄芪、当归、远志等同用，如归脾汤；若心气虚，不能藏神，惊恐而不安卧者，茯苓常与人参、龙齿、远志等同用，如安神定志丸。

《神农本草经》：味甘，平。主胸胁逆气，忧恚，惊邪，恐悸，心下结痛，寒热烦满，咳逆，口焦舌干，利小便。久服安魂养神，不饥，延年。

《本草经集注》：味甘，平，无毒。主治胸胁逆气，忧恚，惊邪恐悸，心下结痛，寒热，烦满，咳逆，止口焦舌干，利小便。止消渴唾，大腹淋沥，膈中痰水，水肿淋结，开胸腑，调脏气，伐肾邪，长阴，益气力，保神守中。久服安魂魄，养神，不饥，延年。

《雷公炮制药性解》：味淡微甘，性平无毒，入肺、脾、小肠三经。主补脾气，利小便，止烦渴，定惊悸，久服延年。去皮心研细，入水中搅之浮者，是其筋也，宜去之，误服损目。赤者专主利水。茯苓色白，是西方肺金之象也。味淡，是太阳渗利之品也。微甘，是中央脾土之味也，故均入之。夫脾最恶湿，而小便利则湿自除，所以补脾。既能渗泄燥脾，似不能生津已，洁古何为称其止渴，良由色白属金，能培肺部，肺金得补，则自能生水。

5. 猪苓

味甘、淡，性平。利水渗湿。猪苓利水渗湿作用较强，用于水湿内停的水肿，单用即可。如《杨氏产乳方》治通身肿满，小便不利，单用一味猪苓为末热水调服。猪苓也常与泽泻、茯苓、白术同用，如四苓散。猪苓治肠胃寒湿，濡泻无度，可与肉豆蔻、砂仁、荜茇等同用。猪苓药性沉降，可通利水道，而小便畅则淋浊除，故猪苓用于阴虚有热之小便不利、淋浊，多与阿胶、泽泻等同用，如猪苓汤；猪苓治湿浊带下，可与茯苓、泽泻等同用。

《神农本草经》：味甘，平。主痎疟，解毒蛊，蛊毒、蛊疰，不祥，利水道。久服轻身，耐老。

《本草经集注》：味甘、苦，平，无毒。主治痎疟，解毒，辟蛊疰不祥，利水道。久服轻身，耐老。

《雷公炮制药性解》：味淡，性平无毒，入膀胱经。主利便除湿，消肿通淋，去黑皮用。猪苓味淡，五脏无归，专入膀胱利水。

6. 白术

味甘、苦，性温。归脾、胃经。能补气健脾，燥湿利水，止汗，安胎。白术临床可用于脾气虚弱，运化失职，水湿内生引起的食少、泄泻、水肿、带下诸症。白术对于脾虚湿滞证有标本兼顾之效，被前人誉为"补气健脾第一要药"。白术能益气健脾，固表止汗，其作用与黄芪相似而力稍弱，《备急千金要方》单用白术治汗出不止。白术还有安胎之功效，胎儿得养而自安。根据作者临床经验，重用白术可致患者腹泻。

《神农本草经》：味苦，温。主风寒湿痹死肌，痉疸，止汗，除热，消食，作煎饵。久服轻身延年，不饥。

《本草经集注》：味苦、甘，温，无毒。主治风寒湿痹，死肌，痉，疸，止汗，除热，消食。主大风在身面，风眩头痛，目泪出，消痰水，逐皮间风水结肿，除心下急满，及霍乱、吐下不止，利腰脐间血，益津液，暖胃，消谷，嗜食。作煎饵。久服轻身，延年，不饥。

《雷公炮制药性解》：味苦甘，性温无毒，入脾经。除湿利水道，进食强脾胃。佐黄芩以安胎，君枳实而消痞。止泄泻，定呕吐，有汗则止，无汗则发。土炒用。白术甘而除湿，所以为脾家要药，胎动痞满吐泻，皆脾弱也。用以助脾诸疾自去，有汗因脾虚，故能止之。无汗因土不能生金，金受火克，皮毛焦热，既得其补脾，又藉其甘温，而汗可发矣。

7. 桂枝

味辛、甘，性温。归心、肺、膀胱经。发汗解肌，温通经脉，助阳化气，平冲降逆。桂枝辛甘温煦，甘温通阳扶卫，其开腠发汗之力较麻黄温和，而善于宣阳气于卫分，畅营血于肌表，故有助卫实表，发汗解肌，外散风寒之功。对于外感风寒不论表实无汗、表虚有汗及阳虚受寒者，均宜使用。辛散温通，具有温通经脉，散寒止痛之效，故可用治寒凝血滞诸痛证。桂枝既可温扶脾阳以助运水，又可温肾阳逐寒邪以助膀胱气化，而行水湿痰饮之邪，为治疗痰饮病、水肿的常用药。辛甘性温，能助心阳，通血脉，止悸动。如心阳不振，不能宣通血脉，而见心悸动、脉结代者，每与甘草、人参、麦冬等同用，如炙甘草汤；若阴寒内盛，引动下焦冲气，上凌心胸所致奔豚者，常重用本品以助阳化气、平冲降逆，如桂枝加桂汤。

《神农本草经》：味辛，温。主百病，养精神，和颜色，为诸药先聘通使。久服轻身不老，面生光华，媚好常如童子。

《本草经集注》：菌桂：味辛，温，无毒。主治百疾，养精神，和颜色，为诸药先聘通使。久服轻身，不老，面生光华媚好，常如童子。桂：味甘、辛，大热，有小毒。主温中，利肝肺气。心腹寒热，冷疾，霍乱，转筋，头痛，腰痛，出汗，止烦，止唾，咳嗽，鼻衄，堕胎，温中，坚筋骨，通血脉，理疏不足，宣导百药，无所畏。久服神仙，不老。

《雷公炮制药性解》：味辛甘，性大热有毒，其在下最浓者，曰肉桂。去其粗皮，为桂心，入心、脾、肺、肾四经。主九种心疼，补劳伤，通九窍，暖水脏，续筋骨，杀三虫。散积气，破瘀血，下胎衣，除咳逆，疗腹痛，止泻痢，善发汗。其在中次浓者，曰官桂，入肝、脾二经。主上焦有寒，走肩臂而行枝节。桂在下，有入肾之理，属火，有入心之义。而辛散之性，与肺部相投。甘温之性，与脾家相悦，故均入焉。官桂在中，而肝脾皆在中之脏也。

8. 陈皮

味苦、辛，性温。归脾、肺经。理气健脾，燥湿化痰，降逆上呕。陈皮辛香走窜，温通苦燥，入脾胃经，有行气、除胀、燥湿之功，故为治脾胃气滞、湿阻之腹胀满、食少吐泻之佳品，对寒湿阻滞中焦者，最为适宜。脾胃气滞病情较轻者可单用；气滞较甚者可与木香、枳实等同用；寒湿阻滞脾胃者，可与苍术、厚朴等同用，如平胃散；食积气滞，脘腹胀痛者，可配伍山楂、神曲等，如保和丸；若脾虚气滞，纳差、食后腹胀者，可与人参、白术、茯苓等同用，如异功散。陈皮也可配伍生姜，如橘皮汤；因热者，可配竹茹、栀子等；若虚实错杂有热者，可配人参、竹茹、大枣等，如橘皮竹茹汤。陈皮苦温，长于燥湿化痰，又能理气宽胸，为治湿痰、寒痰之要药。陈皮治湿痰咳嗽，常与半夏、茯苓等同用，如二陈汤；治寒痰咳嗽，可与干姜、细辛、半夏等同用。陈皮辛行温通，入肺走胸，能行气通痹止痛，治痰气交阻之胸痹。胸中气塞，短气，可配伍枳实、生姜等，如橘皮枳实生姜汤。

《神农本草经》：味辛，温。主胸中瘕热逆气，利水谷。久服去臭，下气，通神。

《本草经集注》：味辛，温，无毒。主治胸中瘕热逆气，利水谷，下气，止呕咳，除膀胱留热，下停水，五淋，利小便，主脾不能消谷，气冲胸中吐逆，霍乱，止泄，去寸白。久服去臭，下气，通神，轻身长年。

9. 炙甘草

味甘，性平。归心、肺、脾、胃经。补脾益气，清热解毒，祛痰止咳，缓急止痛，调和诸药。本品甘能补虚，归脾胃经，能补脾胃不足而益中气，因其作用和缓，故多作辅助药用。炙甘草归心经，能补益心气，益气复脉。适用于心气不足所致的脉结代，心动悸，气短。如《伤寒类要》中单用本品治伤寒心悸，脉结代者。炙甘草长于解毒，临床应用十分广泛。生用药性偏凉，能清解热毒，可用于多种热毒证。治热毒疮疡，可单用煎汤浸渍，或熬膏内服。临床更多与金银花、连翘、紫花地丁等清热解毒药配伍。炙甘草甘润平和，归肺经，能祛痰止咳。随证配伍可用于寒热虚实多种咳喘，有痰无痰均宜。炙甘草味甘能缓，又善于缓急止痛，对脾虚肝旺的脘腹挛急作痛或阴血不足的四肢挛急作痛均有效，如芍药甘草汤。临床常以芍药甘草汤为基础，随证配伍用于血虚、血瘀、寒凝等多种原因所致的脘腹、四肢挛急作痛。炙甘草甘平，药性和缓，与寒热补泻各类药物同用，能缓和其他药物的烈性和毒副作用，有调和百药之功。此外，本品对药物或食物中毒，有一定的解毒作用。对于药物或食物中毒的患者，在积极送往医院抢救的同时，可用本品辅助解毒救急。

《神农本草经》：味甘，平。主五脏六腑寒热邪气，坚筋骨，长肌肉，倍力，金创尰，解毒。久服轻身延年。

《本草经集注》：味甘，平，无毒。主治五脏六腑寒热邪气，坚筋骨，长肌肉，倍力，金疮尰，解毒。温中下气，烦满短气，伤脏咳嗽，止渴，通经脉，利血气，解百药毒，为九土之精，安和七十二种石，一千二百种草。久服轻身，延年。

《雷公炮制药性解》：味甘，性平，无毒。入心、脾二经，生则分身，梢而泻火，炙则健脾胃而和中。解百毒，和诸药，甘能缓急，尊称国老。味甘入脾，为九土之精，安和七十二种金石，一千二百种草木，有调摄之功，故名国老。

10. 草果

味辛，性温。归脾、胃经。燥湿温中，截疟除痰。草果辛温燥烈，气浓味厚，其燥湿温中之力强于草豆蔻，故多用于寒湿偏盛之脘腹胀痛、呕吐泄泻等症。草果治疗疟疾寒热往来，可与常山、知母、槟榔等同用。草果治疗瘟疫发热可与青蒿、黄芩、贯众等配伍。

《饮膳正要》：治心腹痛，止呕，补胃下气。

《本草品汇精要》：草果，生广南及海南，形如橄榄，其皮薄，其色紫，其仁如缩砂仁而大。又云南出者，名云南草果，其形差小耳。

《用药心法》：温脾胃，止呕吐，治脾寒湿，寒痰；益真气，消一切冷气膨胀，化疟母，消宿食，解酒毒食积，兼辟瘴解瘟。

《本草正义》：草果，辛温燥烈，善除寒湿而温燥中宫，故为脾胃寒湿主药。按岚瘴皆雾露阴湿之邪，最伤清阳之气，故辟瘴多用温燥芳香，以胜阴霍湿浊之蕴祟。

《本草求真》；草果与草豆蔻。诸书皆载气味相同，功效无别，服之皆能温胃逐寒。然此气味浮散，凡冒巅雾不正瘴疟，服之直入病所而皆有效。

《本草纲目》：草果与知母同用，治瘴疟寒热，取其一阴一阳无偏胜之害。盖草果治太阴独胜之寒，知母治阳明独胜之火也。

【病案赏析】

案一：旧县张宅一子，疟后病肿，求予治之。予曰：此脾虚肿也。与之胃苓丸，用长流水煎灯心送下。教以每日午时前后，天气和暖，烧温水，于避风处洗儿。洗毕，床上被覆睡一时，令有微汗甚佳。此水渍法也。经曰：渍形以为汗。调理半月而平复如常。(《幼科发挥》卷之下)

案二：一儿疟后肿，用胃苓丸，长流水煎，灯心汤下。又用浴法，调理二十日而安。(《幼科发挥》卷之下)

赏析：案一、案二皆治疗疟后肿。根据案中所描述的内容，水肿是由脾阳虚所引起的寒湿困阻，津液输布不利所导致的。胃苓丸从组方来看，它是平胃散和五苓散的合用方，两方合用能健运脾胃，温阳利水。又用长流水煎灯芯草为药引，加强利水之力。然而治疗水肿不能专治其里，还有宣通其表，只有表里阳气畅通，水液才能输布而不停聚水饮。因此，万全提出要用汗法在服药之后。这里有几个需要注意的细节，一是选择每日午时前后，因为这个时候阳气最旺；二是要在天气和暖的时候及避风的地方洗浴，烧温水，防止小儿感受风寒；三是洗浴完后要覆盖衣被，令小儿身上微微出汗，但不能大汗出。万全采用内服汤药，辅助洗浴发汗的方法治疗疟后肿，使身体内外阳气宣通，津液输布，水肿自然就消了。

案三：一儿周岁，吐泻并作，时天大寒，医用理中胃苓丸，服之不效。予曰：此表里有寒邪，未得发散也。取益黄散与之，其夜得大汗而止。(《幼科发挥》卷之下)

案四：一女岁半，与前儿同症，吐泻，此伤食也。前有外感风邪，故用益黄散，温其表里之寒，此只是伤食，用胃苓丸、一粒丹，陈壁土汤下，调其脾胃，消其食积，而吐泻俱止。(《幼科发挥》卷之下)

赏析：案三、案四治疗的都是吐泻病，都与脾胃有关。根据万全的理论，小儿本脾胃不足，因此容易被饮食所伤。得寒则寒，得热则热，导致脾胃升降反作，脾不升清则泄泻，胃不降浊则逆上为呕吐。根据案四所描述，此患儿当是伤于冷食，导致饮食停滞不化。故用胃苓丸温运脾胃，化湿消积，则吐泻自止。案三所描述的病证当是外受寒邪，中伤太阴。因此其病状除了吐泻，当见寒热表证。这个时候如果只治疗脾胃，而不解除表邪，病必不能痊愈。这就是为何用理中胃苓丸不效。万全指出此表有寒邪，需要发散，所以选用益黄散内温外散，使表里寒邪尽去，阳气宣通，津液输布复常，故汗出而吐泻止。

案五：一儿病疟，一日一发，予用家传斩鬼丹截之，止三日，后又发，再截之，凡三截，俱三四日又发，其父怪问之。时六、七月枣熟，予疑其必啖生枣，故止而复发也。问之果然，乃禁之。先用胃苓丸调理三日，更以斩鬼丹截之，遂愈。(《幼科发挥》卷之下)

案六：一儿病疟，间日一发。予依祖训，当用胃苓丸补之，发日以斩鬼丹截之，调理半月，以渐平复。适有麻城丁医至，见儿未大好，谓其父曰：我有秘方，只一剂而愈。其父惑之，不知其所用者何方也，将进一剂，疟即大作矣，更甚于前。予笑其医云：只用秘方，令吾前功尽废，又劳调理也。其父悔且怨，医辞去之。予调理一月而愈。（《幼科发挥》卷之下）

赏析：案五、案六都是治疗疟病，只不过案五所致疟病一日一发，案六所致疟病间日一发。万全采用家传经验秘方斩鬼丹和胃苓丸治疗。在没有发疟之时用胃苓丸调补，在发疟之时用斩鬼丸截之。根据案中描述，可以得知在治疗期间，万全强调两点，一是不要毫无根据地乱用药物，二是要注意饮食宜忌，防止因饮食不当而导致疾病复发。

案七：蕲水县团陂王桂屏之子病疟，三日一发，请予治之。予用胃苓丸合小柴胡汤方，作丸服之。初三日一发，又间日一发，后一日一发。初于午后发，渐移于辰时发。桂屏问曰：连日服药，疟疾转发急者，何也？予告曰：此疟将退之渐也。盖疟疾三日一发者，邪气深，难已；一日一发者，邪气浅，易愈。午后疟者，邪在阴分，难已；午前疟者，邪在阳分，易愈。今令郎之疟，自三日移作一日，自阴分移至阳分，故云将退之渐也。时有麻城丁医生来，闻吾之论，笑曰：那有许多议论，吾有秘方，治疟如神。桂屏急欲其子之安，求药治之。予不知其所用者是丸是散也，自此依旧三日一发，发以酉时至次日巳时后始退。予见病辞归，桂屏留之甚坚。予曰：令郎病将愈，是丁先生一个秘方，又劳我重费一番力，前功落水矣。桂屏亦怨丁，丁惭而去，予留一月，调理而安。（《幼科发挥》卷之上）

赏析：此案当与案六参合来看。小柴胡汤能和解少阳，透热解郁，与胃苓丸合用，既能温补扶正，又能解郁达邪，治疗疟病是合适的。患者服药后由三日一发疟变为一日一发疟，由午后发作变成午前发作，病家以为疾病加重了。万全通过分析认为疾病在向好转方向发展，但是病家心急乱投医，乱用药物，使得前功尽弃，迁延一月才痊愈。这则医案告诉我们临床治疗疾病不仅要重视诊断用药，还要注重理解服药后的反应，从而判断治疗是否正确以及后续的治疗方案。否则就是违背辨证论治精神。

【现代临床应用】

1. 鼓胀

田玉美教授治疗一鼓胀患者：张某，男，69岁，2015年11月17日初诊。腹部胀满如鼓，无寒热，泛恶，纳差，痰多，大便黏，小便不利，双下肢中度浮肿，舌质淡、苔白腻，脉沉滑。既往乙肝病史多年，B超提示：肝硬化，腹腔积液。

处方：制苍术、陈皮各 10g，厚朴、大腹皮、猪苓、炒白术、防己各 15g，生姜 3g，草果仁、桂枝各 6g，茯苓片、茯苓皮各 20g，泽泻、白茅根各 30g。14 剂，水煎温服，1 天 1 剂，1 天 3 次。2015 年 12 月 1 日复诊：患者药后腹胀好转，腹水减少，泛恶症状消失，咳痰症状缓解，小便量增多，水肿好转。[杨磊. 田玉美治疗鼓胀经验介绍. 新中医，2018，9，50（9）]

2. 小儿尿白

周梦雄用万氏胃苓丸加味治疗小儿尿白，取得较好疗效。治疗方药：苍术、猪苓、茯苓各 9g，白术、厚朴、泽泻、萆薢各 10g，陈皮、甘草各 6g，肉桂 3g，草果 3～5g。食滞者加神曲，焦山楂，莱菔子；脾虚者去猪苓，草果，加黄芪、党参、炙升麻；湿热者加黄柏，六一散。每天 1 剂，取水约 500ml，煎至约 200ml，少量多次饮服，5 剂为 1 疗程。[周梦雄. 万氏胃苓丸加味治疗小儿尿白 53 例. 治验集锦，1991，12（8）]

3. 反胃（幽门梗阻）

冯慕良用胃苓汤合左金丸治疗反胃（幽门梗阻），取得较好效果。方剂组成：茯苓 25g，猪苓 15g，泽泻 15g，桂枝 10g，白术 20g，厚朴 15g，陈皮 15g，甘草 10g，黄连 15g，（可用黄柏 20g 代替），吴茱萸 7.5g，半夏 15g，海螵蛸 15～25g。若大便干燥，加大黄 15～25g，呕吐甚者，加代赭石 20g。临床观察，凡活动性溃疡引起的幽门水肿、充血痉挛，均能奏效。通过几十例治疗观察，均在一周左右获效。[冯慕良. 胃苓汤合左金丸治疗反胃（幽门梗阻）的体会. 辽宁中医杂志，1982，（09）]

4. 五更泻

李梅珍用胃苓汤治疗五更泄取得较好效果。李梅珍曾治疗一患者：男，3 岁，1985 年 10 月 6 日诊。患泄泻十三载，常年便溏，日三四行，甚则五六次，便量少，无里急后重，无脓血。迭经中西药治疗，收效甚微。近来发展为黎明前必如厕 2 次。刻下肠鸣辘辘，腹痛绵绵，口中黏腻，饮食不甘，身困头重，倦怠乏力，腰脊酸软，畏寒肢冷。化验大便未见异常。舌淡红胖嫩，苔白微黄腻，脉沉滑。以胃苓汤化裁：茯苓 30g，厚朴 10g，炒白术 10g，姜半夏 10g，桂枝 10g，陈皮 10g，苍术 10g，泽泻 12g，黄柏 6g，黄连 3g，3 剂。药后纳谷转佳，精神好转，大便次数减少。[李梅珍. 胃苓汤治愈五更泄. 四川中医，1987，（8）]

香连丸

【组成】黄连　吴茱萸　木香　石莲子肉各三钱

【药物炮制】黄连：秋季采挖 5~7 年的植株，除去苗叶、须根，干燥。如大如鸡爪者去枝梗，切小段。

吴茱萸：于 8~11 月趁果实尚未开裂时，剪下果枝，晒干或低温干燥，除去杂质，用甘草汤制过后备用。

木香：于 9~10 月采挖，洗净干燥备用。

石莲子肉：即比较老的莲子米。

【服用方法】1. 治赤白痢相杂，里急后重时共为末，醋糊丸，如粟米大，陈米汤送下。（《育婴家秘》卷之三）

2. 治赤白痢时共为末，酒糊丸，黍米大。量儿加减，陈米炒，煎汤下。（《育婴家秘》卷之三）

3. 治男女小儿诸般痢疾作痛，并久痢虚脱，脓血不止者，服之神效。如初痢一二日间，不可服，恐拦住积滞热毒，变生他症，又反为害也。此时共为末，面糊丸，芡实大，服一丸，赤痢甘草汤、白痢姜汤下。（《育婴家秘》卷之三）

4. 共末，酒糊丸，黍米大。量儿加减，陈米炒，煎汤下。（《育婴家秘》卷之三）

【主治】

痢疾

治赤白痢相杂，里急后重。（香连丸）（《片玉心书》卷之五）

下后痛除里急，再将赤白消详，赤痢无过剪红方，白痢固肠稳当。赤白相兼不愈，香连丸子高强，术精乡郡把名扬，夺取锦缠头上。（《片玉心书》卷之四）

凡治痢疾，不问赤白。但初起之时，里急后重，腹中胀痛者，先用三黄丸、大承气汤下之，后用香连丸调之。（《片玉心书》卷之四）

这两段指出了香连丸有治疗痢疾的善后作用。

凡痢赤白日久，人事虚弱，原未经下者，若下之，则人事虚，而不可损其不足；若不下，则积不去而难愈。只用保和丸，连服数次，俟腹痛止为度，后以香连丸调之。（《片玉心书》卷之四）

治赤白痢。此吾家传秘方也。（香连丸）（《育婴家秘》卷之三）

此治痢之要法也。吾之先祖……赤白相兼者，香连丸；有积者，家秘治痢保和丸相兼服之，无不效者。(《育婴家秘》卷之三)

祖传治痢不问赤白，只用保和丸、香连丸调之。(《片玉心书》卷之四)

上二段强调了香连丸治疗赤白痢的功效和作用。

治男女小儿诸般痢疾作痛，并久痢虚脱，脓血不止者，服之神效。如初痢一二日间，不可服，恐拦住积滞热毒，变生他症，又反为害也。(《幼科发挥》卷之下)

予教诸子治痢只用保和丸、香连丸同服，万无一失。(《幼科发挥》卷之下)

凡疟后转作痢症者，此症多得于夏末秋初，因内有伏阴，多伤生冷故也。当从虚治，不可妄用通利之药。如平常下痢者，以香连丸，米汤送下。(《片玉心书》卷之四)

这里又强调了香连丸为治疗痢疾的首选方。

治赤白痢相杂，里急后重。(香连丸)(《片玉心书》卷之五)

痢久不止名休息痢，不可骤用肉豆蔻、诃子肉、罂粟壳止之，恐有滞积未尽，反成重病也。必腹中不痛。虽有虚痛，切不可止之。吾有家秘和中丸，不犯此禁。如有可止者，幼科中秘传香连丸、万金散，择而用之。(《育婴家秘》卷之三)

【方解】 黄连味苦性寒，能清热燥湿。吴茱萸味辛苦性热，微毒，能疏肝行气、散寒止痛燥湿，吴茱萸小剂量与黄连配伍，防止黄连寒性太重而伤脾胃。所以香连丸中的黄连、吴茱萸同炒后去吴茱萸，意在清热燥湿。方中木香味辛苦性温，能调中行气以止痛，主治因脾运失常，肝失疏泄所致的湿热痢疾之脓血相兼，里急后重等症。石莲肉味甘涩性平，能补中养神，止脾泄久痢。全方共奏健脾祛湿，清热止痢之功。

【药论】

1. 黄连

此味药见神芎丸【药论】。

2. 木香

味辛、苦，性温。归脾、胃、大肠、胆经。行气止痛，健脾消食。生用行气力强，煨用实肠止泻，此处煎服。木香用于脾胃气滞导致的脘腹胀痛、食积不消、不思饮食、泻痢后重、胸胁胀痛、疝气疼痛等症。

《日华子本草》：治心腹一切气，膀胱冷痛，呕逆反胃，霍乱泄泻痢疾，健脾消食，安胎。

《本草衍义》：木香专泄决胸腹间滞塞冷气。

《本草纲目》：木香乃三焦气分之药，能升降诸气。

3. 石莲肉

味甘、涩，性平。归脾、肾、心经。能补脾止泻，止带，益肾涩精，养心安神。应用于脾虚泄泻、带下、遗精滑精、心悸失眠。煎服。

《本草纲目》：莲之味甘，气温而性涩，桌清芳之气，得稼穑之味，乃脾之果也。土为元气之母，母气既和，津液相成，神乃自生，久视耐老，此其权舆也。昔人治心肾不交，劳伤白浊，有清心莲子饮；补心肾，益精血，有瑞莲丸，皆得此理。

4. 肉豆蔻

味辛，性温。归脾、胃、大肠经。能温中行气，涩肠止泻。此处煎服。内服须煨制去油用。肉豆蔻用于胃虚寒之久泻不止，胃寒气滞之脘腹胀痛，食少呕吐等。

《本草衍义补遗》：肉豆蔻，温中补脾，为丸。日华子称其下气，以其脾得补而善运化，气自下也。

《本草纲目》：土爱暖而喜芳香，故肉豆蔻之辛温，理脾胃而治吐利。

【病案赏析】

案一： 本县张大尹，有公子半岁，病赤白痢甚苦，用黄连一钱，木香五分，石莲肉五分，陈皮七分，干姜（炒）二分，为末，神曲丸，黍米大，陈米饮下。（《育婴家秘》卷之三）

赏析： 根据案中描述，公子所患赤白痢疾应该是湿热导致。故用香连丸清热燥湿、凉血止痢。然小儿脾常不足，故少佐干姜，以振奋脾阳，防止苦寒药物伐伤脾胃阳气。

案二： 知县张鼎石公子生九个月，病红痢，请全治之。曰：此伤热乳病也。公曰：当服何药？全曰：子母双调，乳母宜服四物合黄连解毒汤，儿宜服香连丸。七日而愈。（《育婴家秘》卷之三）

赏析： 此案万全告知后人：哺乳期小儿患红痢治疗的原则是母子双调。因为小儿脾胃虚弱，得热则热，得寒则寒，因此母乳的寒热会影响小儿。据案中描述，此小儿所患红痢因伤热乳而得。如果只治疗小儿，那是忽略了治本，或只治疗母体，则忽略了治标。只有标本同治，才能很好地解决问题。

案三： 祝道山之长子，年七岁，病久痢不已，求治于予，予为制丸剂治之。丸者缓也，以治久病也。用钱氏异功散合香连丸为主，加猪苓、泽泻、车前子以利其小便，神曲、麦芽以消其积滞，诃子、肉豆蔻、炒干姜以止其痢，合之曰和中丸，约二两许，服之未尽而痢止。此为家秘，治久痢不止方也。（《育婴家秘》卷之三）

赏析： 汤者，荡也。丸者，缓也。急则用汤，缓则用丸，此为中医治法之一。

此案中患儿病久痢不已，病程较长，故用丸药缓缓图治。考虑到下痢日久，脾胃虚弱，故用钱乙异功散健补脾胃，用香连丸清热燥湿、理气止痢。

案四：汪望江年六十生一子，年三岁，病痢。先请甘医下之太过，脾胃受伤，中气下陷，泻痢频并。又请张鹏以豆蔻香连丸并粟壳等止之，痢甚，后重而少物也。请予治之。予曰：老年之子，胎禀已弱，痢宜下之，此通因通用之法，因人而施，不可过也。中气下陷，法当举之，陈莝未尽，劫涩之方，亦不可用也。乃以钱氏异功散，加木香、黄连、当归、白芍药、山药、莲肉，神曲作糊为丸，服之，十日后痢止。元气未复也，只用前药调之。谢予归后，遇往武当进香者杨大明、陈德荣来辞望江，望江先因子病，有托二人便带香疏之愿，二人问其病何故？望江曰：请万密斋治好也。二人曰：我有阿魏，治痢甚效。望江即求五分，作丸五粒，与子服之。予复至其家，望江以告。予曰：阿魏性热，有大毒，耗人元气，虚弱之人不可服也。望江曰：今早服一丸，饭后服一丸，服药后熟睡未醒。予曰：痢止矣，何必服药。此药太峻，神气被伤，恐非正睡也，试请呼之。望江命其母呼之不应，推之不知，急请予入房视之，白睛张露，气已绝矣，望江大恸。详记于此，以为轻妄用药之戒。（《片玉心书》卷之四）

赏析：根据案中描述，在治疗痢疾时，前医按照一般治疗原则采用了下法，但是没有考虑小儿脾胃本弱，下之太过度，导致脾胃更加虚损，中气陷下，出现泻下不止。此时治疗本应该健脾升阳，举陷止泻，但医见此状采用收敛固涩的方法治疗，导致湿热积滞，痢更加重。万全通过分析后采用钱乙五味异功散合香连丸治疗，痢病得以缓解。后病家误用阿魏，耗伤元气，神气被伤，致病不得治。万全借此案告知后人，临证要根据辨证论治精神客观理性地确定治疗方药，切不可随意胡乱用药。

【现代临床应用】

1. 萎缩性胃炎腹泻

如陈连起治疗一患者张某，男，46岁。半年来胃脘痞闷，纳谷不馨，每于食后脘腹胀满、嗳气频作、口中发腻、大便溏泻，日行4～5次，舌苔白腻，脉滑稍细。经胃镜检查诊为萎缩性胃炎。钡剂灌肠 x 线检查未见异常，大便常规检查正常，诊为胃原性腹泻。用香连丸治疗，连服3天，腹泻即止。[陈连起．香连丸的临床应用．陕西中医，1992，13（1）]

2. 肠变应性疾病

如陈连起治疗一患者陈某，男，54岁。5年来每于食牛奶、豆浆后5～6小时，腹部即作胀，肠鸣辘辘，里急后重感明显，大便次数增多。大便常规及纤维肠镜检查均正常。诊为肠变应性病。服用香连丸，剂量加倍。里急后重，腹泻等症即止。患者在服药治疗过程中体会到，即在每服豆浆或牛奶前，先服香连丸，再饮豆浆、牛奶可防止腹胀、肠鸣，里急后重及腹泻的症状也不发生。[陈连起.香连丸的临床应用.陕西中医，1992，13（1）]

3. 甲状腺功能亢进腹泻

如陈连起治疗一患者王某，女，34 岁。患者在我院内分泌科检查，确诊为甲状腺功能亢进症，经治疗后病情基本得到控制，但腹泻不已，大便日行 3~4 次，或溏便或水样便交替出现。粪常规检查正常，纤维肠镜见结肠轻度充血。症见乏力、头昏、时而自汗，饮食少，舌苔白薄、舌质稍红，脉弦细。中医辨证为脾气不足，肝脾不和，投香连丸，服药 1 周后，大便转为每天 1~2 次，基本成形。[陈连起.香连丸的临床应用.陕西中医，1992，13（1）]

4. 慢性非特异性溃疡性结肠炎

如陈连起治疗一患者李某，男，56 岁。症见形体消瘦，面色无华，纳谷不馨，腹痛怕冷，大便日行 3~4 次，里急后重，粪带黏沫，甚则有脓血。舌质淡胖、苔白腻，脉沉缓。大便检查脓球（++），纤维结肠镜检查诊为慢性非特异性溃疡性结肠炎。拟用香连丸，服药 2 周后，腹痛、腰泻止。[陈连起.香连丸的临床应用.陕西中医，1992，13（1）]

5. 口臭

如韩一龙治疗一患者李某，女，30 岁。口中有异味 3 年，口中黏腻而甜，大便不爽，身重，带下量多，色黄而臭，苔黄腻，脉滑而数。诊断为口臭（湿热）。治以清热利湿。方用香连丸，每服 20 丸，日服 3 次。服用 5 天，口臭明显好转，带下量也明显减少。效不更方，续服 5 天，诸症消失。[韩一龙，李京玉.香连丸临床应用体会.实用中医药杂志，2003，（4）]

6. 湿热泄泻

如韩一龙治疗一患者王某，男，26 岁，2001 年 8 月 16 日诊。2 天前开始发热，腹痛泄泻，泄下不爽，粪色黄褐而臭，肛门灼热，小便短数，舌红苔黄腻，脉滑数。诊断为湿热泄泻。治以清热利湿。给予香连丸，每服 20 丸，日服 2 次。服用 4 天诸症消失。[韩一龙，李京玉.香连丸临床应用体会.实用中医药杂志，2003，4]

雄黄解毒丸

【组成】雄黄一钱　郁金三钱　巴豆霜二钱

【药物炮制】雄黄：为天然硫黄矿的提炼加工品。如果供内服的硫黄须与豆腐同煮至豆腐呈黑色为度，然后除去豆腐，阴干。用时研末。但应注意的是切忌火煅，煅烧后即分解氧化为三氧化二砷，有剧毒。孕妇应忌服雄黄。另外，雄黄能从皮肤吸收，故局部外用亦不能大面积涂搽及长期持续使用。

郁金：应在秋冬两季植株枯萎时采挖，摘取块根，洗净泥土，入沸水中煮透，取出，晒干，切片备用。

巴豆霜：取净巴豆仁碾碎，用多层吸油纸包裹加热微烘，压榨去油后碾细，过筛而成。

【服用方法】下痰去热，追虫打积时，应将诸药共为末，米糊丸，如粟米大。痰涎壅甚，竹叶汤下。积痛，茴香汤下。缠喉风，滚白水化开吐痰。虫痛，苦楝子健脾白皮汤下。先以鸡蛋油煎，空心时，令儿闻之，然后服药，必要上半月，谓其虫之头向上故也。(《育婴家秘》卷之四)

打虫时，应隔夜取贯众煮酒收起，至次日五更，将炙肉一块，与儿衔口中，勿令吞下。虫闻肉香，其头向上，却取去肉，以使君子肉三个，煨令香熟，与儿嚼烂，同轻粉数厘吞下，少顷以贯众酒下雄黄解毒丸三五七粒，则泄下皆虫也。(《育婴家秘》卷之四)

儿疮入腹，腹胀，大小便不通，或喘或作搐者，先用雄黄解毒丸治之。其服用方法为将上药共碾匀，水糊丸，小豆大。每服一、二丸，茶清下。(《育婴家秘》卷之四)

【主治】

1. 惊风

先用雄黄解毒丸利去痰热，后用凉惊丸退火，再用保命丹、安神丸调之。(《片玉心书》卷之四)

2. 脐腹痛

儿多啼，口频喎者，此脐腹痛也。可用雄黄解毒丸，加乳香、没药各五分，丸如黍米大，每服五丸，竹沥生姜自然汁送下。利去恶涎良。外用蕲艾炒熟杵烂护其脐，频换，使温暖之气不绝也。不乳者不治。(《幼科发挥》卷之上)

如内生中恶毒之物，病自内生，其症心腹刺痛，腹皮青黑，闷乱欲死，宜急攻之。雄黄解毒丸主之。(《幼科发挥》卷之上)

3. 虫积

虫痛乃蛔虫攻其心痛也。发则目直视，口噤不言，或大叫哭，口中流沫涎水，面色或青或白，手足强直。宜急攻之，雄黄解毒丸，苦楝根皮煎汤下。(《幼科发挥》卷之上)

4. 中恶猝死

如中恶毒之物卒死者，宜雄黄解毒丸主之。(《育婴家秘》卷之二)

5. 虫疥、浸淫疮

虫疥浸淫疮入腹，发搐，难治。急用雄黄解毒丸，升麻煎汤下。(《幼科发挥》卷之上)

6. 儿疮入腹

儿疮入腹，腹胀，大小便不通，或喘或作搐者，先用雄黄解毒丸治之。(《幼科发挥》卷之上)

【方解】 雄黄味辛、苦，性温，能燥湿祛风、杀虫解毒，且解毒杀虫有良效，多用于治疗因蛔虫等寄生虫病所引起的虫积腹痛；郁金味辛、苦，性寒，能活血止痛、行气解郁、凉血清心，用于治疗肝气郁滞、血瘀内阻所致的胸腹胁肋胀痛等症；巴豆霜味辛、性热、有大毒，能泻下冷积、祛痰利咽、逐水消肿，多用于治疗寒邪食积、腹满胀痛、大便不通、气急暴厥。三者共奏杀虫止痛、解毒化痰之功。

【药论】

1. 雄黄

味辛，性温。有毒。归肝、大肠经。主解毒杀虫，燥湿祛痰，截疟。雄黄温燥有毒，外用或内服均能以毒攻毒而解毒杀虫疗疮。治痈肿疔毒，可单用或入复方，且外用为主。如《备急千金要方》以本品为末外涂治痈痘肿毒；亦可与白矾同用，如二味拔毒散；配伍乳香、没药、麝香为丸，如醒消丸；《肘后备急方》用本品与黄连、松脂、发灰为末，猪脂为膏外涂，治疗疥癣；用治蛇虫咬伤，轻者单用本品香油调涂患处，重者内外兼施，如《瑞竹堂经验方》以之与五灵脂共为细末，酒调灌服，并外敷。

《神农本草经》：主寒热，鼠瘘，恶疮，疽痔，死肌，杀百虫毒。

《名医别录》：疗疥虫，䘌，目痛，鼻中息肉及绝筋破骨，百节中大风，积聚，癖气，中恶腹痛，杀诸蛇虺毒，解藜芦毒。

《日华子本草》：治疥癣，风邪，癫痫，岚瘴，一切蛇虫犬兽咬伤。

《本草纲目》：雄黄，乃治疮杀毒要药也，而入肝经气分，故肝风，肝气，惊痫，痰涎，头痛眩晕，暑疟泄痢，积聚诸病，用之有殊功；又能化血为水。而方士乃炼治服饵，神异其说，被其毒者多矣。

《本草经疏》：雄黄，味甘，大温，甄权言辛，大毒，察其功用，应是辛苦温之药，而甘寒则非也。其主寒热，鼠瘘，恶疮，疽痔，死肌，疥虫，疮请证，皆湿热留滞肌肉所致，久则浸淫面生虫，此药苦辛，能燥湿杀虫，故为疮家要药。其主鼻中息肉者，肺气结也，癖气者，大肠积滞也，筋骨断绝者，气血不续也，辛能散结滞，温能通行气血，辛温相合而杀虫，故能搜剔百节中大风积聚也。雄黄性热有毒，外用亦见具所长，内服难免其无害，凡在服饵，中病乃已，毋尽剂也。

2. 郁金

为姜科植物温郁金、广西莪术、姜黄、莪或川郁金的干燥块根。前三种习称"温郁金"或"黄丝郁金"，后两种按性状不同，习称"桂郁金"或"绿丝郁金"。多系栽培，主产于四川、广西、浙江等地。原植物生于土质肥沃湿润的向阳水旁或田地。喜温暖湿润气候、阳光充足、雨量充沛的环境，怕严寒霜冻，怕干旱积水，以土层深厚肥沃、上层疏松、下层紧密的砂质壤土最宜生长。味苦、辛，性寒。入肝、心、肺经。功效行气化瘀、清心解郁、利胆退黄。临床上又名玉金。

《本草纲目》：郁金入心及包络，治血病。《经验方》治失心癫狂，用郁金七两、明矾三两，为末，薄糊丸梧子大。每服五十丸，白汤下。有妇人癫狂十年，至人授此。初服心胸间有物脱去，神气洒然，再服而苏。此惊扰痰血络聚心窍所致。郁金入心去恶血，明矾化顽痰故也。庞安常《伤寒总病论》云：斑豆始有白泡，忽搐入腹，渐作紫黑色，无脓，日夜叫乱者。郁金一枚，甘草二钱半，水半碗煮干、去甘草切片焙研为末，入真脑子（炒）半钱，每用一钱，以生猪血五、七滴，新汲水调下，不过二服，甚者毒气从手足心出，如痛状乃瘥。凡胸膈痛，即用升麻或胆矾吐之；若膈下痛，急以米汤调郁金末二钱服，即泻出恶物。或合升麻，郁金服之，不吐则下。李巽岩为雷州推官，鞫狱得此方，活人甚多也。

《本草经疏》：郁金禀天令清凉之气，而兼得土中金之味，故其味辛苦，其气寒而无毒。洁古论气味俱薄，阴也，降也，入酒亦能升。入手少阴，足厥阴，能通足阳明经。辛能散，苦能泄，故善降逆气。入心、肝、胃三经，故治血积。气降而和，则血凝者散，故主生肌止血。其破恶血，治血淋尿血，主金疮者，调气行血之功也。单用亦治女人宿血气，心痛冷气积聚。温醋磨服之，入心凉血，故洁古用以凉心。入足阳明，故治阳毒入胃，下血频痛。其性轻扬，能开郁滞，故为调逆气，行瘀血之要药。

《景岳全书》：味苦辛，气温。善下气，破恶血，去血积，止吐血衄血，血淋尿血，及失心癫狂蛊毒。单用治妇人冷气血积，结聚气滞，心腹疼痛，及产后败血冲心欲死，或散或丸，或以韭汁、姜汁、童便、井花水俱可，随宜调服。若治痔漏肿痛，宜水调敷之。耳内肿痛，宜水调灌入，少顷倾出即可愈。

3. 巴豆霜

　　为大戟科植物巴豆的干燥成熟果实。主产于四川、广西、贵州、湖南、湖北、云南等地。原植物生于山野、丘陵地，或栽培于房屋旁。喜温暖湿润气候，怕霜冻，喜阳光，以阳光充足、土层深厚、疏松肥沃、排水良好的砂质壤土最宜生长。味辛，性热。有火毒。归胃、大肠经。功效峻下积滞、逐水消肿、豁痰利咽，外用蚀疮。临床又名生巴豆或巴豆。

　　《神农本草经》：味辛，温。主治伤寒，温疟，寒热，破癥瘕，结坚积聚，留饮痰癖，大腹水胀，荡练五脏六腑，开通闭塞，利水谷道，去恶肉，除鬼蛊毒注邪物，杀虫鱼。

　　《本草拾遗》：主癥癖、疹气，痞满，腹内积聚，冷气血块，宿食不消，痰饮吐水。取青大者。每日空腹服一枚，去壳，勿令白膜破，乃作两片，并四边不得有损缺，吞之以饮压令下，少间腹内热如火，痢出恶物，虽痢不虚。若久服亦不痢，白膜破者弃之。

　　《药性论》：使。中其毒，用黄连汁，大豆汁解之，忌芦笋酱豉冷水，得火良，杀斑猫蛇虺毒。能主破心腹积聚结气，治十种水肿，痿痹，大腹，能落胎。

　　《日华子本草》：通宣一切病，泄壅滞，除风，补劳，健脾，开胃消痰，破血，排脓，消肿毒，杀腹藏虫，治恶疮息肉，及疥癞疔肿。

　　《本草纲目》：巴豆气热味辛，生猛熟缓，能吐能下，能上能行，是可升可降药也。《名医别录》言其熟则性寒，张氏言其降，李氏言其浮，皆泥于一偏矣。盖此物不去膜则伤胃，去心则作呕，以沉香水浸则能升能降，与大黄同用泻人？反缓，为其性相畏也。王充《论衡》云：万物含太阳火气而生者，皆有毒。故巴豆辛热有毒。巴豆峻用则有戡乱劫病之功，微用亦有抚缓调中之妙。譬之萧、曹、绛、灌，乃勇猛武夫，而用之为相，亦能辅为太平。王海藏言其可以通肠，可以止泻，此发千古之秘也。一老妇年六十余，病溏泄已五年，肉食、油物、生冷犯以即作痛。服调脾、升提，止涩诸药，入腹则泄反甚。延余诊之，脉沉而滑，此乃脾胃久伤，冷积凝滞所致。王太仆所谓大寒凝内，久利溏泄，愈而复发，绵历岁年者。法当以热下之，则寒去利止。遂用蜡匮巴豆丸药五十丸与服，二日大便不通亦不利，其泄遂愈。自是每用治泄痢积滞诸病，皆不泻而病愈者近百人。妙在配合得宜，药病相对耳。苟用所不当用，则犯轻用损阴之戒矣。汉时方士言巴豆炼饵，令人色好神仙。陶氏信为实语，误矣。又言人吞一枚即死，亦近过情。今并正之。治泻痢惊痫，心腹痛，疝气，风㖞，耳聋，喉痹牙痛，通利关窍。

　　《本草经疏》：巴豆生于盛夏六阳之令，而成于秋金之月，故味辛气温，得火烈刚猛之气，故其性有大毒。《名医别录》言生温、熟寒，恐熟亦不甚寒。气薄味厚，降也，阳中阴也。入手足阳明经。其主破癥瘕结聚坚积，留饮痰癖，大腹水肿，鬼毒蛊疰邪物，女人月闭者，皆肠胃所治之位，中有实邪留滞，致主诸病。故肠胃有病，则五脏六腑闭塞不通，此药禀火性之急速，兼辛温之走散，入肠胃而能荡涤一切有形积滞之物，则闭塞开，水谷道利，月事通，而鬼毒蛊疰邪物悉为之驱逐矣。温疟者，亦暑湿之气入于肠胃也。肠胃既清，则温疟自止。火能灼物，故主烂胎，及去恶肉。性热有大毒，则必有损于阴，故不利丈夫阴。《神农本草经》又主伤寒寒热，及《名医别录》炼饵之法，悉非所宜。岂有辛热大毒之物，而能治伤寒寒热，及益血脉，好颜色之理哉？简误：元素曰：巴豆乃斩关夺门之将，不可轻用。世以之治酒病膈气，以其辛热能开通肠胃郁结耳。第郁结虽开，而血液随亡，真阴亏损。从正曰：伤寒、风温、小儿痘疮、妇人产后用之，下膈不死亦危。奈何庸人畏大黄而不畏巴豆，以其性热而剂小耳。岂知蜡匮之，犹能下后使人津液枯竭，胸热口燥，耗却天真，留毒不去，他病转生。观二公之言，则巴豆之为害昭昭矣。然而更有未尽者，巴豆禀火烈之气，沾人肌肉无有不灼烂者。试以少许轻擦完好之肤，须臾即发出一泡，况肠胃柔脆之质，下咽则徐徐而走，且无论下后耗损真阴，而腑脏被其熏灼，能免无溃烂之患耶？凡一概汤散丸剂，切勿轻投，即不得已急证，欲借其开通道路之力，亦须炒熟，压令油极净，入分许即止，不得多用。

【病案赏析】

案一：予初习医，治一儿二岁发搐而死。请予至，举家痛哭。乃阻之，告其父曰：此儿面色未脱，手足未冷，乃气结痰壅而闷绝，非真死也。取艾作小炷，灸两手中冲穴。火方及肉而醒，大哭。父母皆喜。遂用家传治惊方，以雄黄解毒丸十五丸利其痰，凉惊丸二十五丸去其热，合之，煎薄荷汤送下。须臾，利下黄涎，搐止矣。予归，父问用何药，如是速效，全以具告父。父语母曰：吾有子矣。（《幼科发挥》卷之下）

赏析：此案在讲述凉惊丸时已经提及。患儿因为痰火引动肝风发搐，气结痰壅，心神蒙蔽，故见神昏如死。然万全诊察时见面色未脱，手足未冷，说明气血尚活，故判断患儿为假死。万全现已急救之法，灸两手中冲穴，待患儿苏醒，用雄黄解毒丸合凉惊丸治疗。雄黄解毒丸的作用是利痰，方药组成中三味药雄黄、巴豆、郁金皆是辛温之品，能开通气机，化解痰浊。此外，雄黄还能解毒，郁金能解郁，巴豆能通便，故此方能利化痰浊并促其排出体外。痰浊清除了，在用凉惊丸清其热，抽搐自然就止住了。

案二：胡泮西弟早卒，遗子乃泮西夫人养之。尝苦腹中虫痛，请先翁治之，再三不效。复请予治之，予问先翁，曾用何药。翁曰：雄黄解毒丸。予问翁：再有别方否？翁曰：只此一方，用之屡效。予告翁云：此虫有灵，当设法取之，择定破除日，在每月初旬取之，勿令儿知也。隔夜煎下苦楝根汤，次日五更与其伯母议，用清油煎鸡子饼一个，先食之，后服药，故不与食。儿闻其香味，急欲食之，腹中如有物涌上心口，取药与服，少顷心口之物坠下，以蛋食之，不食也。巳时，腹中大鸣，而泻下一虫甚异，约小指长，有头有手足，状如婴儿。予见之，惊曰：此云传痨虫也。泮西云：彼父痨死，母亦痨死，今此儿正三传也，幸去之矣。令一婢用铁钳夹之河中，以火焚之，有烟扑入婢口中，其婢亦病痨死。此男无恙，至今涌之。翁曰：汝用何药？如此神效。全曰：雄黄解毒丸。恐人知之，故秘之也。（《幼科发挥》卷之下）

赏析： 根据案中所述，所治为虫积腹痛，雄黄解毒丸可以治疗。但是考虑到驱虫的特殊性，万全通过临床实践摸索出了一套有效方法，那就是先用食物诱导虫子到胃肠活动，再用苦楝根汤送服雄黄解毒丸杀虫攻下。万全通过此案告诉我们，临床上正确诊断和选对方药固然重要，但是治疗过程中还要考虑疾病的特点，正确运用好所选方药，这样才能取得满意效果。

案三： 一儿七岁，善食肉，尝病腹痛。其父问曰：积痛虫痛何如？予曰：积痛发有尝，手不可按，恶食而口干；虫痛无尝处，喜手按摩，口馋而吐清水。此儿乃虫病也。以药取之，下虫大者十余条而痛止，未一月又痛。予曰：不可再取矣。如不去其虫则痛不除，积不除则虫又生，苟再取之，恐伤胃气不可也。乃立一方，仍用黄连、木香、槟榔去积为主，陈皮、青皮、三棱、莪术、枳实、山楂专去其积，使君子、白芜荑、川楝子、苦楝根皮专去其虫，等分为末，神曲糊丸，麻子大，米饮下，常服之。时下小虫，及下大虫如指大，约长一尺，乃虫母也。自后痛渐减。（《幼科发挥》卷之下）

赏析： 此案中万全教人辨识食积腹痛和虫积腹痛。食积腹痛常表现为腹部拒按，不欲进食，虫积腹痛则见腹部喜按，欲饮食，还可见口吐清水。根据这一认识，万全断定案中患儿所得为虫积腹痛，用雄黄解毒丸杀虫攻下，腹痛得止，后又复发，说明虫积没有去尽，考虑到小儿脾胃本弱，之前已经用过攻下，故采用杀虫消导理气的药物做成丸药缓缓图治。

案四： 胡滂，少丧父母，伯母萧氏养之，尝病腹痛，伯父胡泮西请予视之，乃虫痛也。泮西曰：何以辨治？予曰：凡腹痛一向不止，乃积痛也。乍发乍止，腹中成聚，口吐涎水者，虫痛也。用苦楝根白皮煎浓汤，送下雄黄解毒丸。取一虫，如指长，如婴儿形。伯父母怪之，以铁钳夹定，请予问之，是何虫也？予曰：此三传痨虫也。初起于父，再传其母，三传其子。今取下矣，此子之福也。因命

一婢，夹定送至河中，火焚之。其婢受烟气一口，病瘥而卒，自此断根。（《幼科发挥》卷之上）

赏析： 本案当与案三参看。本案中万全又教人辨识食积腹痛和虫积腹痛方法，腹痛不止为食积腹痛，腹痛时作时止，且口吐清涎为虫积腹痛。判断为虫积腹痛后，采用家传经验苦楝根白皮汤送下雄黄解毒丸起效。

案五： 户房吏闻安，麻城人，有子病虫痛，先翁尝用雄黄解毒丸，苦楝根煎汤下，未见有虫，腹痛不止，先翁命全与治之。全思此虫有神，如二竖藏于膏肓之中，针药之所不能治也。默思一法，此食积所化也，宿食成积，积久成虫，食积之虫，所嗜者味也，乃问此儿平生爱吃何物，其母答曰：喜吃煎炒。于是择上旬破日，暗煎苦楝根汤，勿令儿知，用清油煎鸡卵作饼，十分香美，儿欲食之，故迟不与，以少许唼之，喉中涎出，即取苦楝根汤，送下雄黄解毒丸，服药下咽，以卵饼与之，似不爱矣，半日后大泄，取下黑虫如蝌蚪子者约半盆，盆中旋走，以火焚之，自此腹不痛矣。（《幼科发挥》卷之上）

赏析： 本案当与案二参看。万全的父亲用家秘驱虫经验治疗虫积腹痛，不见效果。万全得知病情，考虑到虫非用食物诱导不能出，于是先用食物诱虫外出，再用药物杀虫攻下，取得较好效果。这说明临床上医生要勇于实践探索获得真知灼见和可靠效果，当然在实践之前往往需要客观分析问题，主观臆断是不能解决问题的。

案六： 邑中有一小儿，身生虫疥，医用药搽之，疮尽没，腹胀而喘，求药于予。曰：幸未发搐，尚可治也。乃与雄黄解毒丸，竹叶、灯心煎汤下，利黄涎，疮出而安。或问予曰：虫疥不可搽乎？予曰：虫疥者，胎毒也，宜用解毒之药，使毒散于外，不可妄用搽药逼之，使反于内也。搽疮之药必用砒硫水银，以杀其虫，药毒之气乘虚入里，误儿性命，切宜慎之。（《幼科发挥》卷之上）

赏析： 虫疥虽生于皮肤，本该用药外搽。但是，万全认为搽疮之药必用砒硫水银，虽然能杀其虫，但是药毒之气容易乘虚入里，误儿性命，所以要慎重。此案所载患儿就是药毒入里，出现腹胀而喘，万全用竹叶、灯芯草煎汤送服雄黄解毒丸，使药毒发散于外，所以疮出而安。

【现代临床应用】

咽喉症

郭培康用雄黄解毒丸治疗喉风，喉痛，乳蛾，白喉等。症见二便不通，痰涎壅盛，咽喉肿胀等属于实热证者，疗效较好。方药组成：雄黄50g，郁金6g，巴豆25粒。制法及用法：先将雄黄，郁金各研极细末，再将巴豆捣烂放纸中压去油，制成巴豆霜，再把三味药研末混合，醋糊为丸如绿豆大，每副1.5g，开水送下，小儿酌减。曾治疗一患者，男，25岁，农民，1978年7月3日初诊。主诉：头痛身疼，咽喉肿痛已五天，大便三天未通。经检查，患者左侧喉核处肿胀，波及悬雍垂，颜色深红，痰涎壅塞，汤水难于下咽，体温39.5℃，脉洪数。此阳明实热证喉痛也。当即用雄黄解毒丸7粒开水调化勉强咽下，服药后吐出大量稠痰，继则吐出脓血盅许，大便仍未下。再予雄黄解毒丸3粒，开水调下，外用冰硼散吹患处。二诊，服药后泻下黑色大便3次，疼痛消失，已能吃下稀饭一碗许。经检查，咽喉肿胀已消四分之三，体温37.2℃，因不愿服药，即给予冰硼散带回，外吹咽喉处。后随访，未再服其他药物，病已痊愈。［郭培康．雄黄解毒丸在喉科中的临床应用．福建中医药，1986，（3）］

养脾丸

【组成】苍术五钱　厚朴三钱　陈皮五钱　砂仁二钱　草果仁二钱　神曲三钱　益智仁二钱　茯苓三钱　麦芽三钱

【药物炮制】苍术：春秋两季均可采挖，秋季采挖更佳。挖取根茎后，除去残茎、须根及泥土，晒干，用水或米泔水润透切片，炒微黄备用。

厚朴：于四月剥取，根皮及枝皮直接阴干，干皮置沸水中微煮后堆置阴湿处，"发汗"至内表面变紫褐色时，蒸软取出，卷成筒状，干燥，姜汁制用。

陈皮：秋季果实成熟时收集、干燥，保存至色黄备用。

砂仁：夏秋间果实成熟时采收，晒干或低温干燥，用时打碎，生用。

草果仁：为秋季果实成熟时采收，除去杂质，晒干或低温干燥，将原药炒至焦黄色并微鼓起，捣碎取仁用。或将净草果仁姜汁微炒备用。

神曲：为面粉和其他药物混合后经发酵而成的加工品。以大量麦粉、麸皮与杏仁泥、赤小豆粉，以及鲜青蒿、鲜苍耳、鲜辣蓼自然汁，混合拌匀，使不干不湿，做成小块，放入筐内，复以麻叶或楮叶，保温发酵一周，长出菌丝（生黄衣）后，取出晒干即成。用时炒至略具焦香气入药。

益智仁：夏季果实由绿色转红时采收，晒干，砂炒后去壳取仁，盐水微炒后备用。

茯苓：为多孔菌科真菌茯苓的菌核。一般在 7～9 月采挖，除去泥沙，堆置"发汗"后，摊开晾至表面干燥，再"发汗"。反复多次，至现皱纹，内部水分大部散失后，阴干。或将鲜茯苓切制阴干，或将鲜茯苓切制阴干，一般生用。

麦芽：是以成熟大麦，水浸约一日，捞起后用布包，经常洒水至发短芽，晒干，生用或炒黄用。这里是炒黄后用。

【服用方法】共为末，酒糊丸，如粟米大，米饮下。呕吐，煨姜汤下。脾胃虚弱，米汤下。食积，山楂汤下。腹痛，茴香汤下。肿胀，萝卜汤下。寒泄，姜枣汤下。（《幼科发挥》卷之下）

【主治】

1. 脾胃虚弱

养脾丸治小儿脾胃虚弱，不思乳食，伤食癖积，面色黄，呕吐泄泻，腹痛膨胀，并皆治之。（《片玉心书》卷之五）

脾胃虚者，异功散、调元汤、人参白术散、养脾丸。（《育婴家密》卷之一）

兼见肾证，羸瘦痿弱，嗜卧不能起者，宜脾肾兼补，补肾宜地黄丸，补脾宜养脾丸。如泻久便脓血者死。（《幼科发挥》卷之上）

如小儿之怯弱者，脾胃素虚，所食亦少，或因少加，则必停蓄不化，此乃脾虚不能消谷，转运迟耳，非其伤食也，治以前法则误矣，宜用养脾丸主之。（《育婴家秘》卷之三）

吾有家秘养脾丸，以和中进饮食之伤。（《育婴家秘》卷之三）

2. 疟疾

头疼汗出及遍身疼者，小柴胡汤加苍术、羌活治之；腹痛者，脾积丸下之；作渴者，白术散治之；吐泻者，理中汤治之。后用平疟养脾丸调之。（《片玉心书》卷之五）

疟疾发搐，疟作热时发搐者，此宜截去其疟，疟止搐亦止矣。用小柴胡汤加常山、槟榔、乌梅，发日服，以截其疟。发过服辰砂五苓散，以定其搐，神效。如发搐后变疟者，此脾风之证也，宜平疟养脾丸主之。（《幼科发挥》卷之上）

疟疾发搐者，其病在肝脾。此有三证，或并病者。疟至发热则搐，疟止搐止，日日如之，病如是者，不必治搐，但治其疟，疟退搐亦退也。初起宜用劫药，风疟小柴胡汤，暑疟用白虎汤，食疟用平胃散，痰疟用槟榔吐出其痰即愈，久疟补脾平肝，宜加减平疟养脾丸主之。（《育婴家秘》卷之二）

疟疾不问新旧，并宜服平疟养脾丸。此家传之秘方也。（《幼科发挥》卷之下）

疟热者，寒热往来。有头痛汗出者，有呕吐不食、憎寒壮热作渴者，有遍身疼痛者，或吐泻者。症既百出，病非一端。头痛汗出及遍身疼者，小柴胡汤加苍术、羌活治之；腹痛者，脾积丸下之；作渴者，白术散治之；吐泻者，理中汤治之。后用平疟养脾丸调之。（《片玉心书》卷之五）

如疟来寒多热少者，以平胃散加常山、桂枝，草果仁截之；热多寒少者，以白虎汤加常山、草果、青皮截之；寒热相半者，用小柴胡汤加常山、草果截之。后以平疟养脾丸调之。如大人以补中益气汤调之。以上数症，皆先截后补也。（《片玉心书》卷之五）

疟有一日一发者，易已；有间日一发、二日一发者，难已。惟平疟养脾丸服久，则以渐移近，至一日二发者，得大汗而解。俗人见其服药之后，反近日发，有疑而不肯服者，不可与言药者也。（《育婴家秘》卷之四）

治疟不问远年近月，不发不截，通用平疟养脾丸主之，试甚验。诚治疟之仙法也。（《育婴家秘》卷之四）

病疟未已，胃虚成痞者，此必有癖，谓之痞疟，宜前方去芦荟、五灵脂二味，加炙黄芪、人参、炙鳖甲、柴胡、半夏、神曲、三棱各一钱，粳米糊丸。如先病痞又病疟者，用平疟养脾丸，与前方相间服之。（《育婴家秘》卷之三）

盖四时之气，太阴湿土之令，手太阴肺经受风寒暑湿之气，病疟多；足太阴脾经受饮食水谷之邪，则病痢多。二经俱受邪，则疟又病痢也。病疟者，平疟养脾丸主之；病痢者，和中丸主之。此家传不易之秘法也，宝之重之。勿轻示人也。《难经》云：形寒饮冷则伤肺。肺主皮毛，秋冬病宜攻者多。（《幼科发挥》卷之下）

凡疟要分早晚治之，如上半日发者，此邪在阳分气位也，先用平胃散加常山、草果截之。后用平疟养脾丸，调理而安。如下半日发者，此邪在阴分血位也，轻者以四物汤加桂枝、桃仁、红花，发出血中寒邪。甚者，以小柴胡汤加升麻、当归，提到阳分，然后以小柴胡汤加常山、草果截之。略愈，以平疟养脾丸调之而安。（《片玉心书》卷之五）

有疟后腹胀者，看有癖无癖。有痞者，从痞治，宜前平疟养脾丸，加治癖、腹胀法治之；无癖者，治腹胀，胃苓丸宜多服。（《育婴家秘》卷之四）

【方解】本方是在平胃散的基础上加减而成。平胃散为治疗湿滞脾胃的基础方。脾为太阴湿土，居中州而主运化，其性喜燥恶湿。湿邪滞于中焦，则脾运不健，且气机受阻，故见脘腹胀满、食少无味。胃失和降，上逆而为呕吐恶心、嗳气吞酸。湿为阴邪，其性重着黏腻，故肢体沉重、怠惰嗜卧。湿邪中阻，下注肠道，则为泄泻。治当燥湿运脾为主，兼以行气和胃，使气行则湿化。方中以苍术为君药，其味辛苦性温燥，归脾、胃二经，辛以散其湿，苦以燥其湿，香烈以化其浊，为燥湿健脾之要药。湿邪阻碍气机。使湿去则脾运有权，脾健则湿邪得化，故方中臣以厚朴、陈皮、砂仁、草果仁、茯苓，厚朴芳化苦燥，长于行气除满，且可化湿；陈皮，苦能泄能燥，辛能散，温能和，其治百病，总是取其理气燥湿之功；砂仁辛温，化湿开胃，温脾止泻；草果仁辛温，燥湿温中，截疟除痰。茯苓甘淡渗湿健脾，和中止泻；与苍术相伍，行气以除湿，燥湿以运脾，使滞气得行，湿浊得去。佐以益智仁、麦芽、神曲，益智大辛，行阳退阴之药，命门、三焦气弱者宜之，脾肾并补，暖肾固精，温脾止泻；麦芽甘平，行气消食，健脾开胃；神曲甘辛温，消食和胃，善化酒食陈腐之积。两药合用，消食开胃，善治小儿食积不欲食。本方多用辛温之品，意在温脾胃、行脾气以散中焦之寒湿。

【药论】

1. 苍术

此味药见胃苓丸【药论】。

2. 厚朴

此味药见胃苓丸【药论】。

3. 陈皮

此味药见胃苓丸【药论】。

4. 砂仁

味苦辛，性温。入手足太阴经。主治虚冷泄痢，脾胃浊气结滞不散。择无壳米坚实者佳。砂仁含挥发油，煎剂可增强胃的功能，促进消化液的分泌，可增进肠道运动，排出消化道内的积气。砂仁还可起到帮助消化的作用，消除肠胀气的症状。

《本草分经》：苦，温。补肾强阴，固精明目。

《本草拾遗》：味酸。主上气咳嗽，奔豚鬼疰，惊痫邪气。

《日华子本草》：治一切气，霍乱转筋，心腹痛。

《药类法象》：气温，味辛。治脾胃气结滞不散。主虚劳冷泻，心腹痛，下气，消食。

《本草纲目》：韩懋《医通》云：肾恶燥，以辛润之。缩砂仁之辛，以润肾燥。又云：缩砂属土，主醒脾调胃，引诸药归宿丹田。香而能窜，和合五脏冲和之气，如天地以土为冲和之气。故补肾药用同地黄丸蒸，取其达下之者也。又化骨，食草木药及方士炼三黄皆用之，不知其性何以能制此物也？补肺醒脾，养胃益肾，理元气，通滞气，散寒饮胀痞，噎膈呕吐，止女子崩中，除咽喉口齿浮热，化铜铁骨哽。

《本草蒙筌》：味辛、苦，气温。无毒。与益智子、人参为使入脾，与白檀香、豆蔻为使入肺，黄柏、茯苓为使入膀胱、肾，赤白石脂为使入大小肠，除霍乱，止恶心。却腹痛安胎，温脾胃下气。治虚劳冷泻并宿食不消，止赤白泄痢及休息痢证。总因通行结滞，服之悉应如神。起酒味甚香，调食馔亦妙。

《景岳全书》：味辛微苦，气温。和脾行气，消食逐寒，除霍乱，止恶心，消胀满，安气滞之胎，却腹痛，治脏寒之泻，止小便泄痢。快胸膈开痰，平气逆咳嗽，口齿浮热，止女子崩中，鬼气奔豚。欲其温暖，须用炒研。入肺、肾、膀胱，各随使引。亦善消化铜铁骨哽。

5. 草果仁

味辛，性温。归脾、胃经。可燥湿温中，截疟除痰。常用于寒湿内阻所致的脘腹胀痛、痞满呕吐，还可用治疟疾寒热、瘟疫发热等病。阴虚血燥者慎用。

《本草蒙筌》：味辛，气温。升也，阳也。无毒。气每熏人，因最辛烈。消宿食立除胀满，去邪气且却冷疼。同缩砂温中焦，佐常山截疫疟。辟山岚瘴气，止霍乱恶心。谟按：草果《神农本草经》原未载名，今考方书，补其遗缺。但性辛烈过甚，凡合诸药同煎，气独熏鼻，则可知矣。虽专消导，大耗元阳。老弱虚羸，切宜戒之。

《景岳全书》：味辛，性温热，阳也，浮也，入足太阴、阳明。能破滞气，除寒气，消食，疗心腹疼痛，解酒毒，治瘴疬寒疟，伤暑呕吐，泻痢胀满，反胃吐酸，开痰饮积聚噎膈，杀鱼肉毒，开郁燥湿，辟除口臭，及妇人恶阻气逆带浊。

6. 神曲

味甘、辛，性温。归脾、胃经。能消食和胃，常用于饮食积滞。神曲为酵母制剂，含酵母菌、淀粉酶、复合维生素 B、麦角甾醇、蛋白质、脂肪、挥发油等。因含有大量酵母菌和复合维生素 B，故有增进食欲，维持正常消化机能等作用。

《药性论》：化水谷宿食、癥结积滞，健脾暖胃。

《本草纲目》：神曲治目病，生用能发其生气，熟用能敛其暴气也。消食下气，除痰逆霍乱，泄痢胀满诸疾，其功与曲同。闪挫腰痛者，煅过淬酒温服有效。妇人产后欲回乳者，炒研，酒服二钱，日二即止，甚验。

《本草蒙筌》：味甘、气平。无毒。助人之真气，走阳明胃经。下气调中，止泻开胃。化水谷，消宿食。破癥结，逐积痰。疗妇人胎动不安，治小儿胸腹坚满。

《景岳全书》：味甘，气平。炒黄入药。善助中焦土脏，健脾暖胃，消食下气，化滞调中，逐痰积，破癥瘕，运化水谷，除霍乱胀满呕吐。其气腐，故能除湿热；其性涩，故又止泻痢。疗女人胎动因滞，治小儿腹坚因积。若妇人产后欲回乳者，炒研酒服二钱，日二即止，甚验。若闪挫腰痛者，淬酒温服最良。

7. 益智仁

味辛，性温。归脾、肾经。具有暖肾固精缩尿，温脾止泻摄唾的功效。常用于肾虚遗尿、小便频数、遗精白浊，脾寒泄泻、腹中冷痛、口多唾涎。其助肾阳之力稍弱，作用偏于脾，长于温脾开胃摄唾。中气虚寒，食少多唾，小儿流涎不止，腹中冷痛者多用。本品含有二本庚体类、类倍半萜类及挥发油等物质，其水提液有较强的抗疲劳能力。

《开宝本草》：味辛，温，无毒。主遗精虚漏，小便馀沥，益气安神，补不足，安三焦，调诸气。夜多小便者，取二十四枚，碎，入盐同煎服，有奇验。

《本草纲目》：益智大辛，行阳退阴之药也，三焦、命门气弱者宜之。

《本草蒙筌》：味辛，气温。无毒。主君相二火，入脾肺肾经。在四君子则入脾，在集香丸则入肺，在凤髓膏则入肾。二经而互用者，盖有子母相关意焉。和中气及脾胃寒邪，禁遗精并小便遗溺。止呕哕而摄涎唾，调诸气以安三焦。更治夜多小便，入盐煎服立效。

《景岳全书》：气味辛温。能调诸气，避寒，治客寒犯胃，暖胃和中，去心腹气滞疼痛，理下焦虚寒，温肾气，治遗精余沥梦泄，赤金带浊。及夜多小便者，取二十余枚，研碎，入盐少许，同煎服之，有奇验。此行阳退阴之药，凡脾寒不能进食，及三焦命门阳气衰弱者皆宜之。然其行性多，补性少，必兼补剂用之斯善。若单服多服，未免过于散气。

8. 茯苓

此味药见胃苓丸【药论】。

9. 麦芽

味甘，性平。归脾、胃、肝经。可行气消食，健脾开胃，回乳消胀。主要应用于食积不化、脘腹胀满、脾虚食少、妇女断乳、肝郁胁痛、肝胃气痛。麦芽煎剂能轻度促进胃酸及胃蛋白酶的分泌，水煎提取的胰淀粉酶可助消化。

《本草纲目》：麦芽、谷芽、粟芽，皆能消导米、面、诸果食积。观造饧者用之，可以类推矣。但有积者能消化，无积而久服，则消人元气也，不可不知。若久服者，须同白术药兼用，则无害矣。消化一切米、面、诸果食积。

《景岳全书》：味甘微咸，气温。善于化食和中，破冷气，消一切米面诸果食积，去心腹胀满，止霍乱，除烦热，消痰饮，破癥结，宽肠下气。病久不食者，可借此谷气以开胃；元气中虚者，毋多用此以消肾。亦善催生落胎。单用二两，能消乳肿。其耗散血气如此，而脾胃虚弱、饮食不消方中，每多用之何也？故妇有胎妊者，不宜多服。

10. 酒

味苦、甘，性辛，气大热。入行药势，能行诸经。

《本草经集注》：味苦，大热，有毒。主行药势，杀邪恶气。

《雷公炮制药性解》：味苦甘辛，性大热，有毒，入十二经。主驱邪气，辟秽恶，御雾露，解痒疬，温脾胃，破癥结，助药力。厚肠胃，驻颜色，通行血脉，荣养肌肤。酒之为用，无微不达，故诸经皆人之。主疗虽宏，能发湿中之热。

11. 米饮

即米汤。米煮的汤汁，又称米油，力能实毛窍，最肥人。黑瘦者食之，百日即肥白，以其滋阴之功，胜于熟地也。

12. 生姜

味辛，性微温，气味俱经，阳也。益脾胃，散风寒，治痰嗽，止呕吐，能杀半夏之毒。

《名医别录》：味辛，微温。主治伤寒头痛、鼻塞、咳逆上气，止呕吐。又，生姜，微温，辛，归五脏。去淡，下气，止呕吐，除风邪寒热。久服小志少智，伤心气。

《药性赋》：味辛，性温，无毒。升也，阳也。其用有四：制半夏有解毒之功，佐大枣有厚肠之说，温经散表邪之风，益气止胃翻之哕。

《本草纲目》：生用发散，熟用和中。早行山行，宜含一块，不犯雾露清湿之气及山岚瘴气。食久，积热患目。痔人，痈疮皆不宜多食。姜皮消浮肿腹胀痞满，去翳。

《本草蒙筌》：味辛，气微温。气味俱轻，升也，阳也。无毒。入药凭证，去皮热，留皮凉。佐大枣益气厚肠，兼竹溺豁痰利窍。杀半夏毒，不麻戟咽喉。润地黄炒，免滞泥胸膈。同陈茯叶多年者佳煎汁，疫痢禁口者可苏；拌生盐炒泡汤，宿食里痰者即吐。益脾开胃口，或问：生姜辛温入肺，如何是入胃口？东垣曰：俗皆以心下为胃口，非也。咽门之下受有形物者，谓之胃口，与肺同处，故入肺而开胃口也。止胃翻作呕仙丹；温经散寒邪，解头疼发热圣药。霍乱转筋欲死，醇酒挼汁饮佳。赤肿痛眼无疮，铜钱刮汁点效。行津液调合荣卫，去狐臭通畅神明。宜啖春初，辟疠且助生发；勿食秋后，泄气犹损寿元。夜气敛收，尤全禁忌。去皮日曝，又名干姜。干则味辛，炮则味苦。气温大热，气味厚多。半浮半沉，阳中阴也。使恶并制，并与前同。干辛专窜而不收，堪治表，解散风寒湿痹，鼻塞头疼，发热狂邪；炮苦能止而不移，可温中，调理痼冷沉寒，霍乱腹痛，吐泻之疾。表证肺寒咳嗽，仗五味子相助建功；里证脉绝无阳，资黑附子为引取效。若疗血虚寒热，加入补阴药煎；能引血药上升，入于气分生血。故产血去多，热发骤盛者，倍用治之，而弗疑也。炒黑止唾血痢血良，煨研塞水泻溏泻妙。遇阴阳易证，用取汗立瘥。一云：泻脾非泻正气。盖脾中寒湿，须干姜辛热以燥之，故曰泻耳。

《痘疹心法》味新，气微温，气味俱经，阳也。益脾胃，散风寒，治痰嗽，止呕吐，能杀半夏之毒。

13. 山楂

味甘、酸，性温平，阴中阳也。消食行气结，健胃。又摧疮疡，消滞血。择色红肉厚，无虫者佳。蒸，去核用。

《本草纲目》：凡脾弱食物不克化，胸腹酸刺胀闷者，于每食后嚼二、三枚，绝佳。但不可多用，恐反克伐也。《物类相感志》言：煮老鸡、硬肉，入山楂数颗即易烂，其则消肉积之功，益可推矣。珍邻家一小儿，因食积煮肿，腹胀如鼓。偶往山楂树下，取食之至饱。归而大吐痰水，其病遂愈。化饮食，消肉积癥瘕，痰饮痞满吞酸，滞血痛胀。酸、甘，微温。生食多，令人嘈烦饥，损齿，齿龋人尤不宜。

《本草蒙筌》：味甘、辛，气平。无毒。一名糖球子，俗呼山里红。益小儿摩宿食积，扶产妇除儿枕疼。消滞血，理疮疡。行结气，疗颓疝。脾胃可健，膨胀立驱。煮肉少加，须臾即烂。

《景岳全书》：味甘微酸，气平，其性善于消滞。用此者，用其气轻，故不甚耗真气。善消宿食痰饮吞酸，去瘀血疼痛，行结滞，驱膨胀，润肠胃，去积块，治颓疝。仍可健脾，小儿最宜。宜发疮疹。妇人产后儿枕痛，恶露不尽者，煎汁入砂糖服之，立效。煮汁洗漆疮亦佳。肠滑者少用之。

《痘疹心法》味甘酸，气温平，阴中阳也。消食行气结、健胃。又摧疮疡，消滞血。择色红肉厚，无虫者佳。蒸，去核用。

14. 茴香

味辛，性温。归肝、肾、脾、胃经。能散寒止痛、理气和胃。应用于寒疝腹痛、睾丸偏坠胀痛、痛经、少腹冷痛、脘腹胀痛、食少吐泻。

《日华子本草》：得酒良。治干湿脚气，并肾劳，癫疝气，开胃下食，治膀胱痛，阴疼。入药炒。

《本草纲目》：小茴香性平，理气开胃，食料宜之。大茴香性热，多食伤目，发疮，食料不宜过用。古方有去铃丸：茴香二两，连皮生姜四两，同入坩器内淹一伏时，慢火炒之，入盐一两，为末，糊丸梧子大，每服三、五十丸，空心盐酒下。此方本治脾胃虚弱病，茴香得盐则引入肾经，发出邪气，肾不受邪，病自不生也。亦治小肠疝气有效。

《本草经疏》：茴香得土金之冲气，而兼禀乎天之阳，故其味辛平，亦应兼甘无毒。辛香发散，甘平和胃，入足太阴、阳明、太阳、少阴经，故主霍乱。香气先入脾，脾主肌肉，故主诸瘘，脾主四肢，故主脚气。通肾气，膀胱为肾之腑，故主膀胱肾间冷气，及治疝气。胃和则热解，热解则口臭自除。简误：茴香辛温，胃肾多火，阳道数举，得热则呕者，勿服。

《景岳全书》：气味略轻，治亦同前。但大茴性更暖，而此则稍温耳。

15. 萝卜

味甘、辛，性微温，无毒。下气补中，利胸膈肠胃，安五脏，令人健胃，有益无损。

16. 枣

味甘，性温，归脾、胃、心经。可补中益气，养血安神。应用于脾虚食少，乏力便溏，妇人脏燥、失眠。大枣水煎液、大枣多糖能增强肌力与耐力，抗疲劳，还能促进骨髓造血，增强免疫；改善气血双虚，促进钙吸收；有效地减少肠道蠕动时间，改善肠道环境；减少肠道黏膜接触有毒物质和其他有害物质。

《神农本草经》：味甘，平。主治心腹邪气，安中，养脾，助十二经，平胃气，通九窍，补少气少津，身中不足，大惊，四肢重，和百药。

《名医别录》：无毒。补中益气，强力，除烦闷，治心下悬、肠澼。

《日华子本草》：润心肺，止嗽，补五脏。治虚劳，损，除肠胃癖气，和光粉烧，治疳痢。牙齿有病人切忌啖之。凡枣亦不宜合生葱食。

《本草蒙筌》：味甘，气平温。气厚，属土有火，阳也。降也无毒。忌生葱，杀乌毒。乌头毒也。劈除内核，服免人烦。通九窍略亚菖蒲，和百药不让甘草。

养脾胃益气，润心肺生津。助诸经，补五脏。中满及热疾忌食，齿疼并风疾禁尝。

【病案赏析】

案一：一儿八岁，形气甚弱，其父责令读书。予见之，谓其父曰：令郎形气如，当怀保之，不可一于严也。乃留养脾丸、肥儿丸与之，调理半年。后病成疳矣，先请一老医，不知幼科，谓之伤食，用一粒金丹服之，病乃剧。请予，予曰：前与养脾丸、肥儿丸服尽乎？曰：未服也。又问曰：今服者何方也？曰：一粒金丹。予辞曰：不可治矣。一粒金丹内有草乌、巴豆大毒之药，岂可常服者乎？此儿脾胃素弱怯，食少而瘦，故以肥儿丸调理，应服而不服。一粒金丹大伤犯胃气，此不应服而服。伤之重伤谓之虚死，死在旦夕。后果死。(《片玉心书》卷之五)

赏析： 此案中万全诊治一例脾胃虚弱小儿，本应该用养脾丸调治，但是病家误信庸医，用大毒之药一粒金丹治之，导致胃气大伤，遂不治身亡。呜呼！庸医害人不浅啊，为医者不可昧良心草菅人命，作为病家也要择良医。万全强调治不择医，此病家的错误。此外，从案中还可以看出，万全不仅重视治疗，还重视小儿养护，他观小儿形气甚弱，又知其父对小儿教育太过严厉，这对健康不利，故告知其父亲要宽容温和地对待孩子，这对于疾病治疗无疑是有好处的。

案二：一儿周岁，食肉太早，自此成积，日渐羸瘦，不思乳食。其父沙溪告予，请医治之。予取养脾去积丸，先服三日，后用脾积丸，鸡肉汤下。取下鸡肉一片，犹未化也。再服养脾丸调理而愈。(《片玉心书》卷之五)

赏析： 小儿脾胃本弱，食肉难消，导致脾胃损伤，食积停滞，进一步影响脾胃运化，万全先用消导积滞的药物治疗，以攻下实邪，再用养脾丸调理脾胃，扶正善后。

案三：本县户房吏阎姓者，麻城人也。子有虫痛，黄瘦，腹中时痛，口馋，如有肉食则痛不发，一日无肉则痛发也。请先翁治之，翁命予往。见其子甚弱，不敢下，乃思一计，只用苦楝根皮，放肉汁中煮食之，单服三日，下虫如蝌蚪者一盆，色黄黑，后以养脾丸调理而安。阎厚谢。先翁谓先母曰：吾有子矣，往吾教他读书，医出于儒。先母闻之而喜。(《片玉心书》卷之五)

赏析： 此案当与雄黄解毒丸处医案互相参考。患儿所得为虫积腹痛，从腹痛时作、口馋、得食痛减可以确诊。万全采用家秘治法，但考虑到其子甚弱，不敢下，故没有用雄黄解毒丸攻下，而是先用苦楝根皮放肉汁中煎汤服用，待虫出，再用养脾丸善后。由此可见，万全虽继承家传经验，但是临床上善于根据实际情况变通运用，而不是按图索骥，故步自封。

案四：监生汪怀江有子，年六岁，病疟久不已，面㿠白，发稀成穗，腹胀，食不作肌肤，乃疳病也。怀江一家凡有病者，诸医用药不效，惟予治之，所活者多，是以留居其家，朝夕甚恭。予重其情，故于此子之病，以养脾丸平其疟，肥儿丸治其疳，调理半月而愈。(《幼科发挥》卷之上)

案五：一儿病疟，医以柴苓汤投之，调理二十日不效，予用平疟养脾丸治之效。(《片玉心书》卷之五)

案六：一儿岁半病疟，二日一发，久不愈，其儿黄瘦，面浮腹胀，予用平疟养脾丸治之愈。(《片玉心书》卷之五)

案七：一儿久疟成癖，因癖生热，或三五日一发，发则十余日不止。常在申酉时，但不寒战，又恶寒即发热，热亦不甚，发过不渴，不头痛。予用消癖丸、平疟养脾丸相间服之，半年而愈。(《片玉心书》卷之五)

案八：一儿病疟，医用截药，内有砒丹，三截之，遂成疳疟，其父懊恨前药之误也。予用平疟养脾丸治疟，集圣丸治疳，调理一月而愈。(《幼科发挥》卷之上)

赏析：此五案对于病疟有关，案四是病疟日久脾胃受损，致成疳积，万全用养脾丸和肥儿丸治疗收功。案五、案六、案七、案八皆是因疟成积，脾胃虚损，或成面浮腹胀、消瘦、虚热，万全都用平疟养脾丸治疗，由此可体会异病同治之理。临床上，如果找到病证和方药之间的特异性，就可以取得满意的疗效。

案九：知县林乐田只一女，年七岁，习男装，官出则送至门内，拱候升轿，官入则拱俟于门内，公笃爱之。一旦病疟，三月一发，医以药截之不效，神倦形弱，乃召全治之。全曰：脾胃虚矣，法当补之。公曰：疟之不绝，何谓补脾？全曰：治疟有三法。初得之，邪气尚浅，正气未伤，宜急截之，不可养邪以害其正。中则邪气渐深，正气渐衰，宜先补正气，而后截之，不可常截，使正气益衰而邪之独强也。末则正气衰甚，邪气独存，宜补其正气，使正气复，则邪气自退也。公曰：善。命全制药，全以平疟养脾丸调理一月而愈，仍禁其鸡鱼生冷。(《幼科发挥》卷之上)

赏析：此案中万全详细讲述了疟病的治疗要分三期，不能一味采用截疟的药，也不能一味采用补法，要具体问题具体分析，具体病情具体对待。初起之时，邪气尚浅，正气未伤，宜急用药截之；中期邪气渐深，正气渐衰，宜先补正气，而后截之；末则正气衰甚，邪气独存，宜补其正气，待正气盛，邪气自退。

一粒丹

【异名】白玉丹

【组成】寒水石二两　枯矾一两

【药物炮制】寒水石：为硫酸盐类矿物芒硝的天然晶体，可全年采挖，研细备用。

枯矾：常称为明矾，为明矾石的提炼品，可生用或用火煅研末用。

【服用方法】共为末，水和丸，如绿豆大，每服一丸，米汤下。（《片玉心书》卷之五）

共细末，面糊丸，小者麻子大，大者皂子大，中者豌豆大，每服一丸，米饮下。久者宜用，初者勿用。（《育婴家秘》卷之三）

【主治】

泄泻

（一粒丹）治小儿水泄。（《片玉心书》卷之五）

泻仍不止，用胃苓丸合一粒丹止之，神效。（《育婴家秘》卷之三）

白玉丹治滑泻不止，神效。大人通用。（《育婴家秘》卷之三）

有热者胃苓丸，用东向陈壁土和生姜少许炒焦，入水煎汤，澄清吞下。泻不止，以胃苓丸、一粒丹合而服之，前汤下，效。（《幼科发挥》卷之下）

祖训治吐泻者，只用胃苓丸。吐以煨生姜汤、泄以一粒丹和之，炒米汤下。（《幼科发挥》卷之下）

【方解】一粒丹是治疗小儿腹泻重症之方。万全将其纳入家秘十三方必有其理由。作为治疗小儿腹泻的一个王牌药方，在治疗过程中，应视病之轻重而选择使用。在万全所记载的三个病案中，就有两个病案为一粒丹的误治案，而且其中一个病案还是其父亲万菊轩的误治案。"有是病，则投是药"是万全的用药原则。寒水石味咸性大寒，归胃、肾经，有清热泻火之功，主要用于温热病邪在气分之证。《本草纲目》中明确指出："禀积阴之气而成，其气大寒，其味辛咸，入肾走血，除热之功，同于诸盐。"由此可知，寒水石的功效以清热为主，因其味咸则对腹泻有独特的止泻作用，而其止泻的原理又不同于其他止泻药。枯矾味酸性寒，归肺、肝、脾、胃、大肠经，具有解毒杀虫、燥湿止痒、止血止泻、清热消痰之功效。对于其收敛止血止泻的功效，《圣惠方》就提出以枯矾配伍煨诃子，研末内服，治疗老人久泻不止。用枯矾配伍硝石、硫黄，研末内服，治疗休息痢日久不止。单用内服，可以治疗湿热黄疸。因其具有去湿热和退黄之功，故研末对于体虚胃弱及无湿热痰火者忌服。

综上所述，一粒丹对腹泻之湿热下注证有特效。

【药论】

1. 寒水石

味咸，性大寒。归胃、肾经。主清热泻火。应用于温热病邪在气分导致的烦渴、脉洪大等症。研末外用于风热火眼、咽喉肿痛、口舌生疮、烧烫伤。

《神农本草经》：凝水石，味辛，寒。主身热，腹中积聚邪气，皮中如火烧，烦热，水饮之。久服不饥。一名曰白水石。生山谷。凝水石又叫寒水石，为三方晶系碳酸钙的矿石或硫酸钙的矿石，前者称为方解石，后者称为红石膏。南方习用方解石，北方习用红石膏。

《名医别录》：除时气热盛，五脏伏热，胃中热，烦满，口渴，水肿，小腹痹。

《太平惠民和剂局方》：凡使，并用火煅，醋淬七遍，捣研水飞令极细。

《本草纲目》：【修治】曰：凡使，须用生姜自然汁煮干研粉用。每十两，用生姜一镒也。【气味】辛，寒，无毒。《名医别录》曰甘，大寒。普曰：神农：辛；岐伯、医和、扁鹊：甘，无毒；李当之：大寒。时珍曰：辛、咸。之才曰：解巴豆毒，畏地榆。独孤滔曰：制丹砂，伏玄精。【主治】身热，腹中积聚邪气，皮中如火烧，烦满，水饮之。久服不饥（《神农本草经》）。除时气热盛，五脏伏热，胃中热，止渴，水肿，小腹痹（《名医别录》）。压丹石毒风，解伤寒劳复（甄权）。治小便白，内痹，凉血降火，止牙疼，坚牙明目（李时珍）。【发明】李时珍曰：凝水石禀积阴之气而成，其气大寒，其味辛咸，入肾走血除热之功，同于诸盐。古方所用寒水石是此石，唐宋诸方寒水石是石膏，近方寒水石则是长石、方解石，俱附各条之下，用者详之。

2. 枯矾

味酸，性寒。归肺、肝、脾、胃、大肠经。主解毒杀虫，燥湿止痒，止血止泻，清热消痰。二仙散，以白矾、黄丹各等份研末外敷，治疗肿恶疮。白矾散，以枯矾、朱砂研末，外敷舌上，治小儿鹅口疮。《本草原始》以枯矾、熟松香、黄丹等份研末，麻油调涂患处，治黄水疮。枯矾治疥癣，湿疮瘙痒，常配伍硫黄、雄黄等药外用。又本品内服，有消疮解毒之效。如蜡矾丸，由白矾、黄蜡所组成，酒送服，可治一切痈肿恶疮。如雄矾丸，可治一切虫毒蛇犬所伤，有收敛止血止泻等功效。

《神农本草经》：主寒热泄痢，白沃，阴蚀　恶疮，目痛，坚齿骨。

《本草图经》：今白矾晋州、慈州无为军。又有矾精、矾蝴蝶，皆炼白矾时，候其极沸，盘心有溅益者如物飞出，以铁匕接之，作虫形者，矾蝴蝶也。但成块光莹如水晶者，矾精也。此二种入药，力紧于常矾也。又有一种柳絮矾，亦出矾处有之，煎炼而成，轻虚如绵絮，故以名之。今医家用治痰壅及心肺烦热，甚佳。

《本草蒙筌》：禁便泻，塞齿疼，洗脱肛涩肠，敷脓疮收水。

《本草纲目》：矾石之用有四：吐利风热之痰涎，取其酸苦涌泄也；治诸血痛、脱肛、阴挺、疮疡，取其酸涩而收也；治痰饮、泄痢、崩带、风眼，取其收而燥湿也；治喉痹、痈疽、中蛊、蛇虫伤螫，取其解毒也。矾石析而辨之，不止于五种也。白矾方士渭之白君，出晋地者上，青州、吴中者次之。洁白者为雪矾，光明者为明矾，亦名云母矾，文如束针，状如粉扑者，为波斯白矾，并入药为良。黑矾，铅矾也。出晋地。其状如黑泥者，为昆仑矾；其状如赤石脂有金星者，为铁矾，其状如紫石英火引之成金钱，划刀上即紫赤色为波斯紫矾。并不入服饵药。

【病案赏析】

案一：城南一子病泻，十余日不止，一向是张用药，以胃苓丸、一粒丹服之，皆无效。请予治之，望峰知其故，恐予不肯用心，取白金二两作利市。予叹曰：不在利市，只在信我也。我之治病，敢作聪明？皆先人之旧方，顾用之不同耳。盖治大病以重剂，治小病以轻剂，彼胃苓丸、一粒丹，岂治此重哉？乃取豆蔻丸五十，胃苓丸五十，陈仓米煎汤下。语南河云：只此一剂而止，不再下也。南河初不听，泻止大悟，曰：良工不示人以朴信乎？（《幼科发挥》卷之下）

赏析：患儿病泻十余日不止，倘若为寒湿困住脾胃，可用胃苓丸，若为湿热所致，可用一粒丹。之所以用之无效，主要是没有考虑疾病轻重。万全告知后人：治大病以重剂，治小病以轻剂。此患儿泻十余日，脾胃虚弱，寒湿困阻，必须用重剂温暖脾胃，去除寒湿，方能取得疗效。

案二：一女岁半，与前儿同症，吐泻，此伤食也。前有外感风邪，故用益黄散，温其表里之寒。此只是伤食，用胃苓丸、一粒丹，陈壁土汤下，调其脾胃，消其食积，而吐泻俱止。（《幼科发挥》卷之下）

赏析：此言患儿吐泻是由于饮食损伤，并未兼夹外感，故用胃苓丸、一粒丹治疗。属寒湿者，用胃苓丸，属湿热者，用一粒丹。如果兼有外感，内有寒湿，需要温散表里之寒，选用益黄散。

玉液丸

【组成】寒水石二两　半夏制，一两　枯矾五钱

【服用方法】为极细末，生姜自然汁煮，飞罗面糊丸，黍米大，淡姜汤下。（《育婴家秘》卷之三）

乳夹痰而嗽宜神曲糊丸，黍米大，白汤下。（《片玉心书》卷之五）

共为末，米糊丸，如粟米大，姜汤下。感风寒咳嗽，桑白皮汤下。咯血，茅根汤下。常咳，茶汤下。咳而吐，煨姜汤下。（《片玉心书》卷之五）

【主治】

咳嗽

乳夹痰而嗽也，宜玉液丸主之。（《幼科发挥》卷之下）

咳嗽痰甚者，轻者，玉液丸；壅塞者，沉香化痰丸。（《育婴家秘》卷之三）

小儿初生，至百日内嗽者，谓之百晬内嗽。痰多者，宜玉液丸；肺虚者，阿胶散主之。（《幼科发挥》卷之下）

（玉液丸）化痰涎，止咳嗽，此家传治小儿咳嗽者。（《育婴家秘》卷之三）

嗽吐者，必待儿嗽定而后乳也。或嗽未定，以乳哺之，其气必逆，乳不得消，化而为痰。痰气壅塞，嗽不得转，故嗽而吐乳也，宜玉液丸，姜汤下。（《育婴家秘》卷之三）

小儿久嗽，其目两眶紫黑，如物伤损，白珠红赤如血，谓之血眼。内服玉液丸，外用贴法。（《片玉心书》卷之五）

（玉液丸）治风壅，化痰利膈，清头目烦热，除咳嗽。（《片玉心书》卷之五）

【方解】寒水石味咸、性大寒，归胃、肾二经。具有清热泻火、退壮热、除烦止渴之功效，可用于治疗温病之气分证。这里使用寒水石是以清解小儿体内热毒为主。枯矾味酸、性寒，归肺、肝、脾、胃和大肠经。有解毒杀虫、燥湿止痒、清热消痰之功，常用于治疗疮疡疥癣和湿疹瘙痒诸症。枯矾多外用，亦可内服，配寒水石以加强清热解毒之功效。制半夏味辛、性温，有毒，归脾、胃、肺经。能燥湿化痰，并具有止咳作用，为治疗湿痰的要药。常用于脾不化湿、痰涎壅滞所致的痰多、咳嗽、气逆等症。在这里，制半夏还可以配伍前二味药以加强除湿之功效，同时还可以顾护脾胃。又因其性温，可以牵制前二味药物的寒凉之性，以防止因寒凉太过而损伤脾胃。三药配伍共奏燥湿化痰、清热止痒之功。

【药论】

1. 寒水石

此味药见一粒丹【药论】。

2. 半夏

味辛，性温，有毒。归脾、胃、肺经。燥湿化痰，降逆止呕，消痞散结。半夏辛温而燥，功善燥湿浊而化痰饮，为燥湿化痰、温化寒痰之要药。半夏治湿阻肺之咳嗽声重，白质稀者，常与陈皮、茯苓同用，以增强燥湿化痰之功，如二陈汤；治寒饮咳喘，痰多清稀，夹有泡沫，形寒背冷，常与温肺化饮之细辛、干姜等同用，如小青龙汤；治痰饮眩悸，风痰眩晕，甚则呕吐痰，痰厥头痛，可配天麻，白术以化痰息风，健脾除湿，如半夏白术天麻汤。半夏入脾胃经，擅燥化中焦痰湿，以助脾胃运化，又能和胃降逆，有良好的止呕作用。对各种原因所致的呕吐皆效。因其性偏温燥，善除饮湿浊，故对痰饮或胃寒所致呕吐尤为适宜，常与生姜同用，如小半夏汤。半夏还有辛开散结，化痰消痞之功效。治寒热互结所致心下痞满者，常配伍干姜、黄连、黄芩等，如半夏泻心汤；若配伍瓜蒌、黄连，可治痰热结胸，症见胸脘痞闷，拒按，痰黄稠，苔黄腻，脉滑数等，如小陷胸汤；治气滞痰凝之梅核气咽中如有物阻，吐之不出，咽之不下，可与紫苏、厚朴、茯苓等同用，以行气解郁，化痰散结，如半夏厚朴汤。半夏内服能化痰消痞散结，外用能散结消肿止痛。治瘿瘤痰核，常与海藻、香附、青皮等同用，共奏行气化痰软坚之效；治痈疽发背或乳痈初起，《肘后备急方》单用本品研末，鸡子白调涂或用水磨敷，有散结、消肿、止痛之效；治毒蛇咬伤，亦可用生品研末调敷或鲜品捣敷。

《神农本草经》：半夏，味辛，平。主伤寒寒热心下坚，下气；喉咽肿痛；头眩；胸胀。欬逆，肠鸣，止汗。一名地文，一名水玉。生山谷。半夏为天南星科多年生草本植物半夏的地下块茎。一般于五月、八月采根晒干。根据不同制法，可分为清半夏、姜半夏、沽半夏、竹沥半夏等品种。

《名医别录》：生微寒、熟温，有毒。主消心腹胸中膈痰热满结，咳嗽上气，心下急痛坚痞，时气呕逆，消痈肿，胎堕，治痿黄，悦泽面目。生令人吐，熟令人下。

《药性论》：使，忌羊血，海藻、饴糖、柴胡为之使，有大毒。汤淋十遍去涎方尽，其毒以生姜等分制而用之。能消痰涎，开胃，健脾，止呕吐，去胸中痰满，下肺气，主咳结，新生者；摩涂痈肿不消，能除瘤瘿气。虚而有痰气加而用之。半夏使。忌羊血、海藻、饴糖。柴胡为之使。俗用为肺药，非也。止吐为足阳明，除痰为足太阴。小柴胡中虽为止呕，亦助柴胡能止恶寒，是又为足少阳也；又助黄芩能去热，是又为足阳明也。往来寒热在表里之中，故用此有各半之意，本以治伤寒之寒热，所以名半夏。肾主五液，化为五湿，自入为唾，入肝为泣，入心为汗，入脾为痰，入肺为涕。有涎曰嗽，无涎曰咳，痰者因咳而动脾之湿也。半夏能泄痰之标，不能泄痰之本。泄本者，泄肾也。咳无形，痰有形，无形则润，有形则燥，所以为流湿润燥也。

《开宝本草》：味辛，平、生微寒、熟温，有毒。消心腹胸中膈痰热满结，咳嗽上气，心下急痛坚痞，时气呕逆，消痈肿，胎堕，疗痿黄，悦泽面目。生令人吐，熟令人下。

《本草衍义》：今人惟知去痰，不言益脾，盖能分水故也。脾恶湿，湿则濡而困，困则不能制水。《素问·阴阳应象大论》曰：湿胜则泻。一男子夜数如厕，或教以生姜壹两碎之，半夏汤洗，与大枣各三十枚，水一升，瓷瓶中慢火烧为熟水，时时呷，数日便已。

《药类法象》：治寒痰及形寒饮冷，伤肺而咳。大和胃气，除胃寒，进食。治太阴经痰厥头痛，非此药不能除也。

《药性赋》：味苦、辛，生寒熟温，有毒。降也，阳也。其用有四：除湿化痰涎，大和脾胃气，痰厥及头痛，非此莫能治。

《汤液本草》：气微寒，味辛平。苦而辛，辛厚苦轻，阳中阴也。生微寒，熟温，有毒。入足阳明经、太阴经、少阳经。

《本草纲目》：主伤寒寒热，心下坚，下气，咽喉肿痛，头眩，胸胀，咳逆肠鸣，止汗，消心腹胸膈痰热满结，咳嗽上气，心下急痛坚痞，时气呕逆，消痈肿，堕胎，疗痿黄，悦泽面目。生令人吐，熟令人下。用之汤洗，去滑令尽。用生姜等份制用，能消痰涎，开胃健脾。射干为之使。恶皂荚，畏雄黄、生姜、干姜、秦皮、龟甲，反乌头。

《本草蒙筌》：味辛、微苦，气平，生寒熟温。沉而降，阴中阳也。有毒。反乌头，恶皂荚。畏雄黄、生姜、干姜、秦皮、龟甲，忌羊肉、羊血、海藻、饴糖。使宜射干柴胡，经入足胆脾胃。久藏入药，同橘皮谓二陈。片则力峻，曲则力柔。总主诸痰，验证佐助。火痰黑，老痰胶，加芩、连、栝蒌、海粉；寒痰清，湿痰白，入姜、附、苍术、陈皮。风痰卒中昏迷，皂角、天南星和；痰核延生肿突，竹沥、白芥子挼。劫痰厥头疼，止痰饮胁痛。散逆气，除呕恶，开结气，发音声。脾泻兼驱，心汗且敛。盖脾恶湿，半夏专能燥湿胜水故尔。孕妇忌用，恐堕胎元。如不得已用之，复加姜汁炒过。消渴及诸血证尤禁莫加，因燥反助火邪，真阴愈被熬害，津枯血耗，危殆日侵，不得不预防也。生半夏消痈肿，成颗者摩水，敷蝎子螫人，涂上即愈。妇人产后晕厥，为丸塞两鼻中，能顷刻回苏。此扁鹊捷法。

《药性解》：味辛平，性生寒熟温，有毒，入肺、脾、胃三经。下气止呕吐，开郁散表邪，除湿化痰涎，大和脾胃。射干、柴胡为使，恶皂荚，畏雄黄、生姜、干姜、秦皮、龟甲，反乌头、忌羊血、羊肉、饴糖、海藻。

按：半夏味辛入肺，性燥入脾胃，中其毒者，口噤发吐。烦渴及血症勿用，惟气症发渴者不禁。

《药鉴》：气微寒，味辛苦，而辛厚于苦，气味俱轻，有小毒，阳中之阴也，降也。入足阴明太阴少阳三经之药也。主治湿痰，不能治热痰。医概用之，误矣。盖脾胃之所喜者，燥也，所恶者，湿也。半夏性燥而去湿。故脾胃得之而健也。火痰黑，老痰胶，须加芩、连、瓜蒌、海粉。寒痰清，湿痰白，要入姜、附、苍术、陈皮。风痰卒中昏迷，加皂荚、天南星。痰核延生肿突，入竹沥、白芥子。凡诸血证妊妇，及少阳伤寒而渴，并诸渴症，皆不可用。

半夏惟其性燥，损血耗气，而燥津液也。治饮冷伤肺而嗽，除痰厥头疼而愈。夫曰止呕，为足阳明药也。夫曰消痰，为足太阴药也。小柴胡用之，虽为止呕，亦助柴胡以去恶寒，是又为足少阳药也。小柴胡用之，虽能去寒，亦助黄芩以去湿热，是又为足阳明药也。往来寒热，在表里之中，用此有各半之意，故名半夏。经曰：肾主五液，化为五湿，自入为唾，入肝为泣，入心为汗，入脾为涎，入肺为涕。有痰涎白嗽，无痰涎曰咳。痰者，因嗽而动脾之湿也。半夏能泄痰之标，不能泄痰之本。本者，肾也。嗽无形，痰有形，无形则润，有形则燥，所以为流湿就燥也。脾主湿主痰，脾淫于湿，则因而失运化之职，诸液浸淫，统血不荣，凡诸津液悬敛，皆凝滞壅遏，随气上升，而成咳唾之痰，日久郁注而成诸病之痰。故半夏性热味辛，所以燥湿也。辛益金，金克木，以救脾土。射干为使，恶皂荚、畏雄黄、生姜、干姜、秦皮、龟板，反乌头、乌喙。

《景岳全书》：味大辛微苦，气温。可升可降，阳中阴也。有毒。其质滑润，其性燥湿降痰，入脾胃胆经。生嚼戟喉，制用生姜。下肺气，开胃健脾，消痰饮痞满，止咳嗽上气，心痛胁痛，除呕吐反胃，霍乱转筋，头腹胀，不眠气结，痰核肿突，去痰厥头痛，散风闭喉喑，治脾湿泄泻，遗精带浊，消痈疽肿毒，杀蜈蚣蜂虿虫毒。性能堕胎，孕妇虽忌，然胃不和而呕吐不止，加姜汁微炒，但用无妨。若消渴烦热，及阴虚血证，最忌勿加。李时珍曰：半夏能主痰饮及腹胀者，为其体滑味辛而性温也。滑则能润，辛温能散亦能润，故行湿而通大便，利窍而泄小便，所谓辛走气，能化液，辛以润之是矣。丹溪曰：二陈汤能使大便润而小便长。成聊摄云：半夏辛而散，行水而润肾燥。又《太平惠民和剂局方》用半硫丸治老人虚秘，皆取其滑润也。世俗皆以半夏、南星为性燥，误矣。湿去则土燥，痰涎不生，非二物之性燥也。古方治咽痛喉痹，吐血下血，多用二物，非禁剂也。二物亦能散血，故破伤打扑皆主之。

3. 枯矾

此味药见一粒丹【药论】。

斩鬼丹

【组成】黄丹—两　独蒜七个

【药物炮制】黄丹水飞晒干，独蒜捣烂，二者和而为丸，取端午日修合，如绿豆大，勿令妇人、鸡犬、孝服见之。

【服用方法】用蒜泥和丹同杵，众手为丸，随人大小。发日五更，取长流面东下。(《片玉心书》卷之五)

每于发疟日五更，用桃枝、长流水煎汤，面向东方服一丸，其效如神。(《片玉心书》卷之五)。

【主治】

疟疾

治小儿大人疟疾。(斩鬼丹)(《片玉心书》卷之五)

有不内不外因者，客忤中恶，梦寐颠倒成疟者，此邪疟也，宜四圣丸加家传斩鬼丹主之。(《幼科发挥》卷之下)

家传斩鬼丹截疟神效。(《幼科发挥》卷之下)

祖传治疟之法以斩鬼丹截之，胃苓丸调之。(《片玉心书》卷之五)

【方解】黄丹杀虫截疟，而且截疟效果独特，如刘涓子《鬼遗方》中就记载单用内服治疟疾。也可以配成复方使用，如《存仁堂方》以本品与青蒿研末内服。独蒜(独蒜为大蒜的一个品种)具有消肿、解毒、杀虫、止痢之功效，广泛用于各种痈疖肿毒和癣疮。独蒜也有较强的杀虫作用，尤其对钩虫、蛲虫有特效。独蒜还可以防治流感，治疗食蟹中毒。

【药论】

1. **黄丹**

味辛、咸，性寒，有毒。归心、脾、肝经。外用能够拔毒生肌，杀虫止痒；内服坠痰镇惊。黄丹味辛咸、性寒，有毒，外用有拔毒化腐生肌、收湿杀虫止痒之功。治疗疮疡初起红肿或脓成未溃者，配黄明胶，如敛疮内消方；治疗痈疽溃后不敛，配伍煅石膏、轻粉、冰片，研细末外掺疮上，如桃花散；治疗湿疹、疥癣，可与轻粉、黄连、黄柏等同用，共研细末，如金华散。黄丹质重，性沉降，咸走血分，入心经。能镇心安神，用治惊痫癫狂，心神不宁。但因其有毒，易致蓄积性中毒，故内服宜慎。此外，黄丹又为制备外用膏药的重要原料，常与植物油或解毒、活血、生肌药熬制成外贴膏药应用。

《本草纲目》：又名丹粉、朱粉、铅华。系用铅、硫黄、硝石等合炼而成。辛、微寒、无毒。

消渴烦乱。用铅丹一钱，新汲水送下。服药后，宜吃荞麦粥。

吐逆不止。用铅丹四两，加米醋半斤，煎干，在炭火中煅红，冷定后，研为末，和米饭做成丸子，如梧子大。每服七丸，醋汤送下。此方名"碧霞丹"。

小儿吐逆水上。用铅丹研末，加枣肉捣匀，做成丸子，如芡子大。针挑一丸，在灯上烧过，研为细末，乳汁调服。此方名"烧针丸"。另一配方：在烧针丸的药方中加朱砂、枯矾各少许。

反胃气逆。用铅丹、白矾各二两，生石亭脂半两。先把丹、矾两药放在坩锅里，烧炭煅红，放冷两天，再加入石亭脂，共研为末，和米饭少许，捏成丸子，如绿豆大。每日服十五丸，米汤送下。

赤白泄痢。把枣肉捣烂，加入铅丹、白矾等份，各如皂角子大，再加米饭少许，和成团丸，如弹子大。以铁丝穿团丸，在灯上烧透，冷后研为细末，米汤冲服。又方：铅丹，炒成紫色，加入炒黄连，各等份。研细，加糊作丸，如麻子大。每服五十丸，生姜甘草汤送下。

妊妇腹痛下痢。用乌骨鸡蛋一个，壳上开小孔，让蛋白流出，单留蛋黄。从孔口装进铅丹五钱，搅匀，外用泥封好，放在火灰里煨干，研为细末。每服二钱，米汤送下。

吐血、咯血。用铅丹一钱，新汲水送下。

寒热疟疾。用铅丹、百草霜等份，研细。发病之日，空腹服三钱，米汤送下。两服可愈。加饭或蒜做成丸药吃，也有效。又方：铅丹一两、恒山末三两，和蜜做丸，如梧子大，每服五十丸，湿酒送下。清晨吃一次，病将发未发时吃一次，有效。又方：铅丹（炒）二两、独蒜一百个，共捣成泥，做成丸子，如梧子大。每服九丸，空腹服，长流水送下。疟发过两三次后才服药，最见效。此方亦可治痢疾。又方：铅丹（炒）半两、童便浸过的青蒿二两，共研为末。每服二钱，寒多酒送下，热多用茶送下。

小儿疟，壮热不寒。用铅丹二钱，蜜水送下。如兼恶寒，则以酒送下。此方名"鬼哭丹"。

风。用铅丹二两、白矾二两，分别研细。取两块砖铺地上，砖上垫纸七层，纸上铺丹，丹上辅矾。周围架柳木柴焚烧，约烧完柴十斤，即停烧待冷，取药合研。每服二钱，温酒送下。此方名"驱风散"。

客忤中恶（此病病象是人行路上，忽然心腹绞痛，胀满气冲；或突然倒地，四肢厥冷，甚至不救）。用铅丹一小茶匙，调蜜三合灌下。

一切目疾（凡目疾，翳障而伴有昏花现象者可治，可障而无错花感者不治）。用蜂蜜半斤，在铅锅中熬成紫色块，放入铅丹二两，水一两，再炼至水气全尽，倒在一块绢布上过滤。取滤下的细粉，装在瓶子里，埋地下二十天，才取出点眼。每日点七次。如药粘眼不开，则洗了重点。又方：铅丹、蜂蜜调匀，摊布片上，贴太阳穴。治赤眼痛有效。又方：铅丹、白矾，等份研末，点眼。又方：铅丹、乌贼骨，等份为末，加蜂蜜蒸后点眼。治眼睛红久生翳。又方：铅丹半两，调鲤鱼胆汁成膏，点眼。治眼生珠管。又方：铅丹、轻粉，等份为末，吹少许入耳内。左眼病，欠吹右耳，右眼病，吹左耳。治痘疹生翳。

小儿重舌（舌肿厚）。用铅丹一粒，如黄豆大，放在舌下。

小儿口疮糜烂。用铅丹一钱、生蜜一两，调匀，蒸到黑色，用鸡毛蘸取搽疮上。

腋下狐臭。用铅丹加在轻粉中，以口水调和，经常搽腋下。

蝎子蜇伤。用醋调铅丹涂搽。

刀伤。用铅丹、滑石等份，敷伤处。

外痔肿痛。用铅丹、滑石等份，研细，新汲水调涂。一天涂五次。

臁疮。用铅丹一两，黄蜡一两，香油五钱，熬成膏子。先以葱椒汤洗患处，然后贴敷药膏。又方：铅丹，水飞过，再炒过，取一两；黄，酒浸七日，焙干，也取一两；另取轻粉半两。分别研为细末。先以苦茶洗疮，随用轻粉把疮填满，再敷上铅丹，外层则用黄细末摊成膏贴上，不要揭动，几天即见效。

2. 独蒜

味辛，性温。归脾、胃、肺经。能解毒消肿，杀虫，止痢。独蒜外用或内服，均有解毒，杀虫，消肿作用。《外科精要》以本品配伍淡豆豉、乳香研烂置疮上，铺艾灸之治背疽漫肿无头者。民间亦有用独蒜切片外擦或捣烂外敷，治疗皮肤或头癣瘙痒。还有验方以独蒜煮粥送服白及粉治肺痨咯血、顿咳。治泻痢可单用或以10%独蒜浸液保留灌肠。独蒜还可用于防治流感、流脑、乙脑等流行性传染病。另外，治蛲虫病可将独蒜捣烂，加茶油少许，睡前涂于肛门周围。如在下田前涂抹四肢，有预防钩虫感染的作用。最后，独蒜还能健脾温胃，增强食欲，用治脘腹冷痛，食欲减退或饮食不消。

【病案赏析】

案一：一儿病疟，一日一发，予用家传斩鬼丹截之，止三日，后又发，再截之，凡三截，俱三四日又发，其父怪问之。时六、七月枣熟，予疑其必啖生枣，故止而复发也。问之果然，乃禁之。先用胃苓丸调理三日，更以斩鬼丹截之，遂愈。（《幼科发挥》卷之下）

案二：一儿病疟，间日一发。予依祖训，当用胃苓丸补之，发日以斩鬼丹截

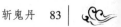

之，调理半月，以渐平复。适有麻城丁医至，见儿未大好，谓其父曰：我有秘方，只一剂而愈。其父惑之，不知其所用者何方也，将进一剂，疟即大作矣，更甚于前。予笑其医云：只用秘方，令吾前功尽废，又劳调理也。其父悔且怨，医辞去之。予调理一月而愈。(《幼科发挥》卷之下)

赏析：此处当与胃苓丸医案参看。万全治疗疟病用斩鬼丹合胃苓丸治疗，发作的时候用斩鬼丹以制服邪气，不发作时用胃苓丸补益正气。由此可见，在疟病的治疗中，万全非常重视处理正虚和邪实、标和本的关系。在疟病发作时，以邪气实为主，急则治标，在疟病不发作时，以正虚为主，缓则治本。

至圣保命丹

【异名】紫金锭子

【组成】全蝎十四个　蝉蜕去翅足，一钱　使君子肉煨，五分　麝香半分　辰砂一钱　天麻二钱　胆星二钱　防风一钱　僵蚕炒，二钱　白附子炮，一钱　珍珠五分　金箔四十张

【药物炮制】全蝎：为钳蝎科昆虫东亚钳蝎的干燥体。产于我国各地，长江以北较多，春、秋均可捕捉。捕得后，投入沸水中烫死，晒干者为淡全蝎，加盐煮后晒干者为咸全蝎。

蝉蜕：为蝉科昆虫黑蚱（蝉）羽化时的蜕壳。全国大部分地区均产，夏秋时自树枝上或树下采收，晒干备用。

使君子肉：为使君子科落叶藤本状灌木植物使君子的种子。产于四川、广东、广西、云南等地，以四川产量最多。常于9～10月果皮变紫黑色时采收，晒干，去壳，取种仁生用，或炒香用。而此处万全注明取使君子肉煨后晒干备用。

麝香：为鹿科动物林麝、马麝或原麝成熟雄体香囊中的干燥分泌物。产于四川、西藏、云南、陕西和内蒙古等地，野生或饲养。野生者，多在冬季至次春猎取，将香囊割下，阴干，称为毛壳麝香。剖开香囊，除去囊壳，称麝香仁。家麝一般均用手术取香法，从香囊中取出麝香仁，阴干。本品应贮于密闭、遮光的容器中备用。

辰砂：又名朱砂，为六方晶系辰砂的矿石。产于湖南、四川、贵州、云南的部分地区，随时可以采取。将辰砂矿石击碎后，除去石块杂质，水飞极细，装瓶备用。

天麻：为兰科多年寄生草本植物天麻的块茎。主要产于四川、云南、贵州等地。春季植株出芽时挖出者为"春麻"，其质量较差。冬季茎枯时挖出者为"冬麻"，质量较好。挖取后，除去地上茎及菌丝，擦去外皮，洗净煮透或蒸熟，压平，微火烤干，用时润透切片。

天南星：为天南星科多年生草本植物天南星、东北天南星及异叶天南星的干燥块茎。主要产于河南、河北、福建和四川等地。秋冬两季采挖，除去茎叶、根须和外皮，洗净晒干，即为生南星。经白矾水浸泡后再与生姜共煮，切片晒干，即为制南星。而将生南星研末，与牛胆汁（鲜牛胆汁熬成浓汁，有的地方是用猪或羊的胆汁代替）加工制成小块状或圆柱状的即为胆南星，简称胆星。而此处就

是胆星。

防风：为伞形科多年生草本植物防风的根。主要产于黑龙江、吉林和辽宁等地。春秋季采挖，除去芦头上棕毛，晒干，润透切片备用。

僵蚕：又称白僵蚕，为蚕蛾科昆虫家蚕的幼虫在未吐丝前，因感染白僵菌而发病致死的僵化虫体。主要产于浙江、江苏和四川等养蚕区。晒干后生用或炒用。

白附子：为天南星科多年生草本植物独角莲的块茎。主要产于河南、陕西、四川和甘肃等地。秋季采挖，除去残茎、根须和外皮，用硫黄熏 1~2 次，晒干，或用白矾生姜制后切片备用。

珍珠：为珍珠贝科动物合浦珠母贝与蚌科动物三角帆蚌、褶纹冠蚌等双壳类动物受刺激时所形成的产物。海产的珍珠以广东、广西、海南岛和台湾等地野生为主，淡水产的河蚌在各地均有生产，以养殖为主。用时研末水飞或以豆腐同煮后取出研磨成粉备用。

金箔：主要产于江苏南京和福建福州等地。为自然元素类矿物自然金经加工锤成的薄片。常切成正方形，按其面积大小不同，分为 6 种规格：$93.3mm^2$、$83.3mm^2$、$55mm^2$、$44.5mm^2$、$37mm^2$ 和 $27.5mm^2$。本品夹在面积相同的薄纸层中，淡金黄色，表面平坦，但真微细皱纹，不透明，具有强金属光泽，质薄易漂浮，并易皱折而破裂。

【服用方法】共为末，粟米粉糊和匀，印成锭子，薄荷汤磨服。惊风，薄荷灯心汤下。夜啼，灯心烧灰化温水下。（《片玉心书》卷之五）

治小儿惊风内瘹，腹肚坚硬，睡不安，夜多啼哭，急慢惊风，眼目上视，手足搐掣，不省人事者，上为末，揉糯米饭丸，如黄豆大，金箔为衣，每一丸，钩藤灯心汤磨下。有热加牛黄、脑子、硼砂。（《片玉心书》卷之五）

上为碾末，粟米和为丸，分为二十锭，金箔为衣。每一锭薄荷叶煎汤磨服。（《幼科发挥》卷之上）

【主治】

1. 惊风

治急慢惊风，夜啼，常服清心安神。（《片玉心书》卷之五）

治小儿惊风内瘹，腹肚坚硬，睡不安，夜多啼哭，急慢惊风，眼目上视，手足搐掣，不省人事者，服之即效。（《片玉心书》卷之四）

2. 客忤

有客忤者，宜至圣保命丹、薄荷汤研服。（《育婴家秘》卷之二）

有被惊吓及客忤者，安神丸、至圣保命丹。（《幼科发挥》卷之上）

祖传治夜啼以至圣保命丹，灯心灰调汤下，甚效。（《片玉心书》卷之五）

客忤者，口中吐青黄白沫，水谷鲜杂，面色变异，喘息腹痛，反侧瘛疭，状

似惊痫，但眼不上窜耳。治法宜辟邪正气、散惊安神，苏合丸、至圣保命丹主之。（《幼科发挥》卷之上）

3. 胎惊

初生月内，非脐风证发搐者，此胎惊也。宜至圣保命丹，金银磨水送下。（《幼科发挥》卷之上）

因妊妇调食乖常，饮酒嗜肉，忿怒惊扑，母有所触，胎必感之；或外挟风邪，有伤于胎，故子乘母气，生下即病。以至圣保命丹，金银、灯心汤下。（《片玉心书》卷之四）

变蒸发搐，此胎病也。因变蒸之后，或伤风，或伤乳，或吃惊，或发搐。百日之内，搐有真假，说见前。皆曰胎惊。真搐者频发必死，假搐者少，宜散风化痰安神，至圣保命丹主之。百日以后，发搐口中气热，此肝旺病也。宜泻青丸、竹叶汤，入砂糖少许化服，后以至圣保命丹安神。如逢变蒸之期，必发搐者，此胎痫也。自内生者，若不急治，后成终身之病，宜安魂、镇心、定魄，频频细与服之，以不发为度，秘传三圣散主之。（《育婴家秘》卷之二）

白虎证乃流年白虎岁前九位之神，儿触犯之，则不精爽，而目视不转，手如数物。宜服至圣保命丹，取太阳真土（伏龙肝），杵碎，煎汤送下，取龙虎相制之义。（《幼科发挥》卷之上）

先翁治惊风至圣保命丹，方见肝部。此但加蝉蜕一钱，使君子一钱五分。（《幼科发挥》卷之上）

【方解】结合万全文中所述可知：此方主要是用于治疗小儿急、慢惊风。因此方中以全蝎为君药，且用量偏大。全蝎味辛、性平，归肝经，有良好的息风止痉作用，常用于急慢惊风、破伤风导致的痉挛抽搐等症。僵蚕味咸辛、性平，能息风止痉，并兼化痰之效，常用于肝风内动与痰热壅盛所致的抽搐惊痫等症。白附子味辛甘、性温，归脾、胃二经，白附子既能够燥湿化痰，又有祛风止痉的作用，多用于风痰壅盛、口眼㖞斜、破伤风以及偏头痛等症。此三味药配伍又名牵正散，此方的功效为祛痰通络、息风止痉。天麻味甘、性平，归肝经，其功能为息风止痉，为治疗肝风内动之常用药。用治肝风内动导致的惊痫抽搐等。胆星味苦、性凉，归肺、肝、脾三经，有清化热痰、息风定惊之功效，适用于痰热惊风引起的抽搐、中风、癫狂等症。而防风味辛甘、性微温，归膀胱、肝、脾三经，因其可以入肝经，故有祛风解痉之效，可用于治疗破伤风之角弓反张、牙关紧闭和抽搐痉挛等症。珍珠味甘咸、性寒，归心、肝二经，因其具有镇心定惊之功效，故对治疗惊悸、癫痫、惊风等症有良效。金箔味辛、苦，性平，归心、肝二经，因其有镇心、平肝、安神和解毒之功，故常常用来治疗惊痫、癫狂、心悸等症。此五药合用是以加强君药之息风止痉之力。蝉蜕味甘、性寒，归肺、肝二经，能凉肝息风、定惊止痉。在此处加强全蝎、僵蚕、白附子的止痉之力。使君子肉味甘、性温，归脾、胃二经，有杀虫消积之功。因其味甘气香而不苦，故尤宜于小儿用药。这里主要是取其消积止痉之功。麝香味辛、性温，归心、脾二经，因本品辛香走窜之性甚烈，具有较强的开窍通闭之功，故为醒神回苏之要药。常用于温热病热入心包神昏痉厥、中风痰厥、惊痫等闭证。辰砂味甘、性寒，归心经，能清热解毒、镇心安神，加强清解热毒、定心安神之力。二药合用是以配牵正散加强其开窍之功。

综上所述，至圣保命丹药专力宏，可清热解毒、息风解痉。

【药论】

1. 全蝎

味辛，性平，有毒。归肝经。主息风镇痉，通络止痛，攻毒散结。全蝎专入肝经，性善走窜。既平息肝风，又搜风通络，有良好的息风止痉之功，为治痉挛抽搐之要药。常与蜈蚣同用治各种原因之惊风、痉挛抽搐。如用治小儿急惊风所致的高热、神昏、抽搐，常与羚羊角、钩藤、天麻等清热、息风止痉之品配伍；用治小儿慢惊风抽搐，常与党参、白术、天麻等益气健脾药同用；用治痰迷癫痫抽搐，可与郁金、白矾等份，研细末服；若治破伤风痉挛抽搐、角弓反张，可与蜈蚣、钩藤、天南星等配伍；治疗风中经络，口眼㖞斜，可与僵蚕、白附子同用，如牵正散。全蝎为虫类药，善于搜风、通络止痛，风寒湿痹日久不愈，筋脉拘挛，甚则关节变形之顽痹治疗常配伍川乌、蕲蛇、没药等祛风通络、活血舒筋之品。治疗顽固性偏正头痛，多与天麻、蜈蚣、川芎等祛风止痛药同用，亦可单用研末吞服。全蝎味辛有毒，能以毒攻毒，解毒而散结消肿，治疗诸疮肿毒，可用全蝎、栀子各 7 枚，麻油煎黑去渣，入黄蜡为膏，外敷。《医学衷中参西录》以本品 10 枚，焙焦，分二次黄酒下，治疗颔下肿硬。

《开宝本草》：疗诸风瘾疹及中风半身不遂，口眼㖞斜，语涩，手足抽掣。

《本草拾遗》：研一钱匕，并花水服，主哑病。

《本草衍义》：治目昏翳。又水煎壳汁，治小儿出疹不快。

《本草纲目》：足厥阴经药也，故治厥阴诸病。诸风掉眩、抽掣、疟疾寒热、耳聋无闻，皆属厥阴风木。故李杲云：凡疝气带下皆属于风，蝎乃治风要药，俱宜加而用之。

《药性本草》：治小儿浑身壮热惊痫，兼能止渴。

2. 使君子

味甘，性温。归脾、胃经。能够杀虫消积。为驱蛔要药。《本草正》（明·张景岳）称"专杀蛔虫"，尤宜于小儿蛔虫病。轻证单用本品炒香嚼服，重症可与苦楝皮、槟榔等同用。用治蛲虫病，可与百部、槟榔、大黄等同用。李时珍称

"此物味甘气温，既能杀虫，又益脾胃，所以能敛虚热而止泻痢，为小儿诸病要药"。使君子常与槟榔、神曲、麦芽等配伍，用治小儿疳积引起的面色萎黄、形瘦腹大、腹痛有虫等症状，如肥儿丸。

《开宝本草》：主小儿五疳，小便白浊，疗泻痢。

《本草纲目》：健脾胃，除虚热，治小儿百病疮癣；此物味甘气温，既能杀虫，又益脾胃，所以能敛虚热而止泻痢，为小儿诸病要药；忌饮热菜，犯之即泻。

《本草经疏》：使君子，为补脾胃之要药。小儿五疳，便浊泻痢及腹虫，莫不皆由脾虚胃弱，因而乳食停滞，湿热瘀塞而成。脾健胃开，则乳饮自消，湿热自散，水道自利，而前证俱除矣。不苦不辛，而能杀疳蛔，此所以为小儿上药也。

3. 麝香

此味药见抱龙丸【药论】。

4. 辰砂

此味药见抱龙丸【药论】。

5. 天麻

味甘，性平，归肝经。能够息风止痉，平肝抑阳，祛风通络。天麻药性平和，故治疗肝风内动，惊痫抽搐，不论寒热虚实，皆可配伍应用。既息肝风，又平肝阳。善治多种原因之眩晕、头痛，为止眩晕之良药。治疗肝阳上亢之眩晕、头痛，常与钩藤、石决明、牛膝等同用，如天麻钩藤饮；用治风痰上扰之眩晕、头痛，痰多胸闷者，常与半夏、茯苓、白术等健脾燥湿之品同用，如半夏白术天麻汤；治疗头风头痛，头晕欲倒者，可配等量川芎为丸，如天麻丸。本品既息内风，又祛外风，并能通经络，止痛。用治中风手足不遂，筋骨疼痛等，可与没药、制乌头、麝香等药配伍。治疗风湿痹痛，肢体麻木，关节屈伸不利者，多与秦艽、羌活、桑枝等祛风湿药同用。

《用药法象》：其用有四：疗大人风热头痛，小儿风痫惊悸，诸风麻痹不仁，风热语言不遂。

《药性本草》：治冷气麻痹，瘫痪不随，语多恍惚，善惊失志。

《本草汇言》：主头风，头痛，头晕虚旋，癫痫强痉，四肢挛急，语言不顺，一切中风，风痰。

《药品化义》：天麻，气性和缓……是以肝病则筋急，用此甘和缓其坚劲，乃补肝养胆，为定风神药。若中风，风痫，惊风，头风，眩晕，皆肝胆风证，悉以此治。若肝劲急甚，同黄连清其气，又取其体重降下，味薄通利，能利腰膝，条达血脉，诸风热滞于关节者，此能疏畅。凡血虚病中之神药也。

6. 胆星

为制天南星的细粉与牛、羊或猪胆汁经加工而成，或为生天南星细粉与牛、羊或猪胆汁经发酵而成。味苦、微辛，性凉，归肺、肝、脾经。功效清热化痰，息风定惊。适用于痰热咳嗽、咯痰黄稠、中风痰迷、癫狂惊痫。

《本草纲目》：造胆星法：以南星生研末，腊月取黄牯牛胆汁，和剂纳入胆中，系悬风处干之，年久者弥佳。

《增订伪药条辨》：制造胆星法：腊月黄牛胆汁，拌漂净生南星细末如稀糊，仍入胆皮内，悬挂有风无日处阴干，至次年将皮剥去再研细，用新腊牛胆同前制法，曾手制至三年，其色犹黄白，至九年才褐色耳，此沈萍如法。其他如《本草明辨》制法，腊月，以漂天南星、川贝母各半，研极细末，以黄牛胆一具上开一孔，不令汁出，将二味和入子胆中，悬挂檐前风日之中，候干，去胆皮另换一胆，如是者九次，苟能一年一次，九岸成功者最佳。

《本草汇言》：天南星，前人以牛胆制之，名曰胆星。牛胆苦寒而润，有益肝镇惊之功，制星之燥而使不毒。治小儿惊风惊痰，四肢抽搐，大人气虚内热，热郁生痰。

《药品化义》：胆星，意不重南星而重胆汁，借星以收取汁用，非如他药监制也，故必须九制则纯。是汁色染为黄，味变为苦，性化为凉，专入肝胆。假胆以清胆气，星以豁结气，大能益肝镇惊。《本草》言其功如牛黄者，即胆汁之精华耳。主治一切中风，风痫，惊风，头风，眩晕，老年神呆，小儿发搐，产后怔忡。

7. 防风

味辛、甘，性微温。归膀胱、肝、脾经。能够祛风解表，胜湿，止痛，解痉。用于外感风寒所致的头痛、身痛、恶寒等症。本品能发散表邪，祛风止痛，常与荆芥、羌活、前胡等同用，如荆防败毒散。本品微温，甘缓不峻，故亦可用于外感风热，发热头痛、目赤等症，常与荆芥、黄芩、薄荷、连翘等同用。若治疗风热发疹或皮肤瘙痒之症状，亦可用本品与荆芥、白蒺藜等配伍以祛风止痒。本品既能祛风散寒，又能胜湿止痛，常与羌活、当归等同用，如蠲痹汤。本品用于破伤风角弓反张、牙关紧闭、抽搐痉挛等症时。常与天南星、白附子、天麻等同用，如玉真散。

《本草经疏》：防风治风通用，升发而能散，故主大风头眩痛，恶风，周身骨节疼痛，胁痛、胁风头面去来，四肢挛急，下乳，金疮因伤于风内痉。其云主目无所见者，因中风邪，故无所见。烦满者，因风邪客于胸中，故烦满也。风、寒、湿三者合而成痹，祛风燥湿，故主痹也。发散之药，焉可久服，其曰轻身，亦湿去耳。

《本草汇言》：防风，散风寒湿痹之药也。故主诸风周身不遂，骨节疼痛，四肢挛急，痿痹痫痉等证。又伤寒初病太阳经，头痛发热，身痛无汗，或伤风咳嗽，鼻塞咽干，或痘瘡将出，根点未透，用防风辛温轻散，润泽不燥，能发邪从毛窍出，故外科痈疮肿毒，疮痍风癞诸证，亦必需也。为卒伍之职，随引而效，如无引经之药，亦不能独奏其功。故与芎、芷上行，治头目之风；与羌、独下行，治腰膝之风；与当归治血风；与白术治脾风；与苏、麻治寒风；与芩、连治热风；与荆、柏治肠风；与乳、桂治痛风，及大人中风、小儿惊风，防风尽能去之。若入大风厉风药中，须加杀虫活血药乃可。

8. 僵蚕

味咸、辛，性平。归肝、肺、胃经。既能息风止痉，又能化痰定惊，故对惊风、癫痫夹有痰热者尤为适宜。僵蚕味辛行散，有祛风、化痰、通络之效，用于风中经络导致的口眼㖞斜，痉挛抽搐之症，常与全蝎、白附子同用，如牵正散。

《神农本草经》：主小儿惊痫、夜啼，去三虫，灭黑皯，令人面色好，疗男子阴疡病。

《本草纲目》：散风痰结核、瘰疬、头风、风虫牙痛，皮肤风疮，丹毒作痒，一切金疮，疗肿风痔。

9. 白附子

味辛，性温，有毒。归胃、肝经。能够燥湿化痰、祛风止痉、止痛、攻毒散结。白附子辛温燥烈，善祛风痰，定惊搐而解痉，是治疗风痰证的常用药。

《神农本草经》：味辛温。主风寒咳喘．破癥坚积聚，血痕，踒，躄拘挛，不能行步。出蜀郡，今不服有。凉州者生砂中，形似天雄……独茎，似鼠尾草，叶生穗间。

10. 珍珠

味甘、咸，性寒。归心、肝经。能够安神定惊、明目消翳、解毒生肌、润肤祛斑。珍珠甘寒质重，入心经，重可镇怯，故有安神定惊之效。主治心神不宁导致的惊悸失眠，且性寒清热，甘寒益阴，故尤宜于心虚有热之心烦不眠、多梦健忘等症，常配伍酸枣仁、柏子仁、五味子等养心安神药，亦可单用。如《肘后备急方》用本品研末与蜜和服，治疗心悸失眠。珍珠善清心、肝之热而定惊止痉，治疗小儿痰热之急惊风导致的高热神昏，痉挛抽搐，可与牛黄、胆南星、天竺黄等清热化痰药配伍；用治小儿惊痫之惊惕不安，吐舌抽搐等症，可与朱砂、牛黄、黄连等配伍。珍珠入肝经，善于清泻肝火、明目退翳，可治疗多种目疾，尤宜肝经风热或肝火上攻之目赤涩痛，目生翳膜等，常与青葙子、菊花、石决明等清肝明目药配伍。珍珠有清热解毒，生肌敛疮之功，用治口舌生疮，牙龈肿痛，咽喉溃烂等症时多与硼砂、青黛、冰片同用，如珍宝散；亦可用本品与人工牛黄共为细末，吹入患处，如珠黄散；若治疮疡溃烂，久不收口者，可配伍炉甘石、黄连、血竭等，研极细末外敷，如珍珠散。外用有养颜祛斑，润泽肌肤之功，常用治皮肤色素沉着，黄褐斑等。现多研极细粉末后，配于化妆品中使用。

《本草拾遗》：主妇人劳损，下血，明目，除湿，止消渴。老蚌含珠，壳堪为粉，烂壳为粉，饮下，主反胃，心胃间痰饮。

《海药本草》：主明目，面皯，止泄。合知母疗烦热消渴，以左缠根治儿子麸豆疮入眼。

《日华子本草》：冷，无毒。明目，止消渴，除烦，解热毒，补妇人虚劳，主下血并痔瘘，血崩带下，压丹石药毒。以黄连末内之，取汁，点赤眼并暗。良。烂壳粉，饮下治反胃、痰饮。

《本草纲目》：蚌粉与海蛤粉同功，皆水产也。治病之要，只在清热利湿而已。解热燥湿，化痰消积，止白浊带下痢疾，除湿肿水嗽，明目，搽阴疮湿疮痱痒。

11. 金箔

此味药见抱龙丸【药论】。

【病案赏析】

案一：一小儿生八日，喷嚏多啼，请予视。予曰：此脐风也。视其上果有泡，色变黄矣，乃取银挖耳刮去之。其父惨然，爱惜之心，见于形色，故去之未尽也。有老妪闻之，急使婢女告其父，当急去之！其言迫切，父益惧，自取银挖耳刮之不惜也。遣人告予，予回书云：旬日后当发惊风。后果病，迎予治之，许厚报之，且泣曰：予三十六岁得此一子也。予曰：无伤！投以至圣保命丹而愈。（《幼科发挥》卷之上）

赏析：此言新生儿脐风治疗。万全指出，如果视小儿喷嚏多啼，肚脐上有泡，色变黄，这时要马上清除它，如果十日后发惊风，就用至圣保命丹清解热毒，息风止痉。

案二：又一富室张世鲁子病惊风，迎予往治之。时病已十七日矣，目右视而眨，口右张而动，手足向右掣引，舌上黑苔，势已危急。予谓世鲁之父希贤曰：令孙病剧，宜急取薄荷叶煎浓汤洗其舌，如黑苔去而舌红，则病可治，否则不可治也。洗之黑苔尽去，以泻青汤作大剂服之，口眼俱定，手足不掣，以凉惊丸、至圣保命丹调理十余日而安。（《幼科发挥》卷之上）

案三：又张族一寡妇吴氏，有子周岁，病惊风，大小便不通，请予治之。予用五色三黄丸利其惊热，至圣保命丹定其搐。（《幼科发挥》卷之上）

案四：英山县大尹吴清溪子病惊风，诸医作风治之不效，急差人请予。予往见尹曰：非风也，乃因惊得之。风从肝治，惊从心治，不识病源，如何有效。乃取至圣保命丹治之，搐止矣。次日邑中僚属士夫皆来问之，尹曰：名不虚传，果良医也。彼一见自有主意，不似他人费力。留住数日，厚待而归。（《幼科发挥》卷之上）

案五：先翁治一儿，满月后发搐，以至圣保命丹治之安。(《幼科发挥》卷之上)

赏析：此四案皆病惊风。案二中患儿见目右视而眨，口右张而动，手足向右掣引，舌上黑苔，说明病势已危急，热毒结聚较深。这时宜急取薄荷叶煎浓汤洗其舌，如黑苔去而舌红，则病可治，如果洗不去，说明不可治。这是治疗之前的判断方法。如果可以治疗，先用泻青丸清泻肝热，再用凉惊丸、至圣保命丹清热解毒，安神息风止痉。案三中，小儿见大小便不通，也属危候。用三黄丸清热泻火安神，再用至圣保命丹息风泻火定其搐。案四案五中，万全提出惊风因惊得之，非因风得之。因此，不能从肝治，而应该从心治，用至圣保命丹清心安神，息风止痉即可。

【现代临床应用】

1. 食管癌梗阻

食管癌患者每因劳累、恼怒、感受外邪，而致吞咽困难陡然加重，症见食道分泌液增加，痰涎涌盛，滴水难进者。急取本药五片，研极细末，少少含咽（不可用水带）分 4～6 次服完，一般可见痰涎明显减少，吞咽梗阻显著改善，翌日可进流汁饮食。梗阻症情显著减轻后，可减量如法再服或长期少量内服本品，配合其他治疗食管癌方药应用，可收减轻患者吞咽困难之苦，获得延长患者生命之效。[林起铨. 紫金锭在临床上的应用. 中成药，1982，(5)]

2. 急性呕吐

夏秋之交，饮食不慎或感受暑热，突发胃脘嘈杂，头晕呕吐，甚则呕吐频作，饮水即吐者。急取本药一片，加冷开水磨化，加入生姜汁 1～2 滴，温开水送服。如无夹杂症情，片刻可收药到病除之功。本方治疗现代医学贲门痉挛，急性胃炎，炎症引起幽门梗阻而致呕吐者，亦见其功。[林起铨. 紫金锭在临床上的应用. 中成药，1982，(5)]

3. 无名肿毒

人体周身各部位因外邪侵袭而致皮肤红肿，未见化脓者，包括现代医学急性腮腺炎及蜂虫咬伤而引起局部红肿痛或不痛，均可用本品研细末，醋调或蜂蜜调敷患处，有消炎退肿之功。[林起铨. 紫金锭在临床上的应用. 中成药，1982，(5)]

4. 流行性脑脊髓膜炎

流脑患者，症属轻型而见发热头痛，呕吐，甚或神志昏蒙者，取本品 2～3 片研细末，温开水送服，日 2～3 次，连续服用 3 天，可收清热醒脑、去痛、止呕之效。流脑流行期间，内服本药有一定预防作用。[林起铨. 紫金锭在临床上的应用. 中成药，1982，(5)]

5. 肺痈（肺脓肿）

何志国治疗一患者王某，女，49 岁，1991 年 10 月 3 日就诊。咳嗽，胸痛，咳吐大量脓痰，状如米粥，其味腥臭，已三月余。曾用多种抗生素及中药犀黄丸、加味桔梗汤等，疗效不显。伴头晕，纳差，气短乏力，舌质淡，苔腻微黄，脉细数。肺痈日久，正气耗伤，正虚邪恋，故宜扶正祛邪。投补中益气汤加桔梗，水煎服，每日 1 剂。另紫金锭，每服 1 锭，日 2 次，饭后研碎服。一周后复诊：脓痰较前量少，腥臭味亦减，饭食增加，舌质淡，苔薄白，脉细。正气渐复，毒邪未尽，继以紫金锭门服，共服一月余，诸证消失，告愈。[何志国．紫金锭在内科的临床应用．实用中医内科杂志，1993，7（3）]

6. 喉痹（慢性咽喉炎）

何志国治疗一患者韩某，男，32 岁，1990 年 3 月 4 日初诊。患病 5 年余，经常感冒，咽喉疼痛，咽干不适，且每于情绪变化，咽痛亦随之加重。曾用多种中西药物，效果不佳。患者咽喉微红肿，喉底滤泡增生，状如帘珠，有少量白色黏液。舌淡，脉弦滑。此为喉痹。治以紫金锭，每次 1 锭，每日 2 次，饭后研碎服。一周后复诊，咽痛减，滤泡明显缩小，白色黏液消失。继服一周，疼痛已止，滤泡亦除。[何志国．紫金锭在内科的临床应用．实用中医内科杂志，1993，7（3）]

7. 霍乱（急性胃肠炎）

何志国治疗一患者孙某，男，20 岁，1991 年 8 月 13 日就诊。暑热劳作之后，旋进生冷之品，初觉胃中不适，恶心，呕吐一次，渐觉腹中绞痛难忍，欲吐不能吐，欲泻不得泻，胸中烦闷，肢冷头汗出。舌淡苔白，脉弦有力。此乃夏秋之季感受暑湿秽浊之气，复因饮食不慎而致胃肠受损，升降格拒，气机壅塞之霍乱证。急取紫金锭一锭，放温开水 10ml，研碎口服。1 小时后，泻下秽浊之物甚多，腹痛减，恶心亦止。6 小时后，更服一锭，其病乃愈。[何志国．紫金锭在内科的临床应用．实用中医内科杂志，1993，7（3）]

8. 胁痛（乙型肝炎）

何志国治疗一患者李某，女，47 岁，1989 年 10 月 12 日就诊。近 2 月来自觉胁痛、乏力、口苦纳差。舌质暗淡，苔黄腻，脉弦滑。证属肝郁脾虚，湿热蕴阻。拟疏肝健脾，清热利湿，化痰解毒法治疗。投逍遥散加丹参、茵陈。水煎服，日 2 次。另投紫金锭，每服 1 锭，日 2 次，饭后研服。2 周后复诊：自觉病情好转，无明显不适感觉，舌质淡，脉弦细。嘱其继服紫金锭，用法同前。尔后数次复查肝功正常，无复发。[何志国．紫金锭在内科的临床应用．实用中医内科杂志，1993，7（3）]

茱萸内消丸

【组成】山茱萸五钱　桔梗　川芎各三钱　小茴香五钱　陈皮　青皮　白蒺藜　川楝子各五钱　吴茱萸　肉桂各三钱　木香二钱　枳实一钱　桃仁三钱　大腹皮　海藻　延胡索各五钱　五味子一钱

【药物炮制】山茱萸：去核，取肉捣碎，微蒸。

桔梗：水浸一伏时，滤出，慢火炒干为度。

川芎：麸炒为宜。

小茴香：以舶上为佳，淘去沙石，用盐焙炒。

陈皮：以陈旧品为佳。

青皮：去白。

白蒺藜：炒，去刺。

川楝子：去皮核，微蒸。

吴茱萸：用酒醋浸一宿，焙干。

肉桂：取心。

木香：生用为宜。

枳实：去瓤，麸炒。

桃仁：去皮、尖及双仁，麸炒，禁研。

大腹皮：酒洗，焙干。

延胡索：略焙。

海藻：洗净，去盐，焙干。

五味子：净拣为宜。

【服用方法】共为末，酒糊丸，麻子大，服二十九至五十丸，温酒盐汤下。（《育婴家秘》卷之四）

酒糊丸，如粟米大，茴香汤下。久不愈者，盐汤下。（《片玉心书》卷之五）

【主治】

癞疝

癞疝，此厥阴肝经痛也，与肾无干，皆寒所致。有肿而不痛者名癞，痛而不肿者名疝，有肿又痛名疝，茱萸内消丸主之。（《幼科发挥》卷之上）

小儿木肾肿大，连年不消者，不早治之，便为终身痼疾也。宜用前家传茱萸

内消丸，内加黑丑（半生半炒，取头末）二两，为丸服，更灸脐旁二穴，即章门穴，大效。（《育婴家秘》卷之四）

（家传茱萸内消丸）治寒湿所袭，留伏作痛，癫疝偏大。（《育婴家秘》卷之四）

疝气如何而得，下焦热结膀胱，肾囊肿大似茄样，左右坠难抵挡。内服茱萸丸子，外用龙土葱汤，待痛止，肾消囊，再灸两边胯上。（《片玉心书》卷之五）

如因久坐寒湿之地得之者，此冷气入腹，谓之寒疝，宜温中散寒，加减当归散、茱萸内消丸主之。（《育婴家秘》卷之四）

但左为偏坠，右为膀胱。轻者内服五苓散加茴香、川楝子、橘核、槟榔，少加木通，屡试屡效。甚者加附子一片，即效。后服茱萸内消丸调之。外用敷药及熏洗法。（《片玉心书》卷之五）

【方解】癫疝、偏坠、膀胱疝气均为肝经病变，中医认为三者均为肝阴肝血不足、寒凝肝经导致肝经下气不通。因此方中重用山茱萸配五味子来滋补肝阴肝血。吴茱萸善于疏解肝经之下气郁滞，而所有的疝气又以肝经之下气郁滞最为常见，且吴茱萸具有引药下行之功，同时也有散寒止痛之功效。方中妙用了小茴香，小茴香既可以配伍川楝子、陈皮、青皮、木香、枳实、大腹皮、延胡索、白蒺藜等大量行气药来疏肝解郁、行气止痛，又与肉桂、吴茱萸共同温经散寒。方用海藻、桔梗来软坚散结，用川芎、桃仁来行气活血，化瘀止痛。全方配伍共奏滋补肝阴肝血、解郁温经散寒、行气活血、化瘀止痛之功。

【药论】

1. 山茱萸

味酸，性微温。入肝、肾二经。能补益肝肾，涩精敛汗。治疗头晕、目眩、耳鸣、腰膝酸软、阳痿遗精滑泄、遗尿、老人尿频失禁、虚汗不止、月经过多、漏下不止。此外，山茱萸不但酸敛，而更善开通，李中梓治肝虚作疼，萸肉与当归并用。张锡纯治肝虚腿疼，曾重用萸肉，随手奏效，可知萸肉得木气最浓，酸敛之中大具条畅之性，故善于治脱，尤善于开痹也。大抵其证原属虚痹，气血因虚不能流通而作疼。

《神农本草经》：味酸平。主心下邪气，寒热，温中，逐寒湿痹，去三虫。久服轻身。一名蜀枣。生山谷。

《本草备要》：补肝肾，涩精气，辛温酸涩。补肾温肝，固精秘气，强阴助阳，安五脏，通九窍，暖腰膝，缩小便。治风寒湿痹，鼻塞目黄，耳鸣耳聋。恶桔梗、防风、防己。

《本草撮要》：味酸。入足厥阴、少阴经。功专助阳固阴。得熟地补肾虚。得五味摄精气。强阳不痿。小便不利者忌用。核滑精。用尤宜去。陈者良。恶防己、防风、桔梗。

《本草经集注》：味酸，平、微温，无毒。主治心下邪气，寒热，温中，逐寒湿痹，去三虫。肠胃风邪。寒热，疝瘕，头脑风，风气去来，鼻塞，目黄、耳聋，面，温中，下气，出汗，强阴，益精，安五脏，通九窍，止小便利。久服轻身，明目，强力，长年。一名蜀枣，一名鸡足，一名思益。

《景岳全书》：味酸涩，主收敛，气平微温，阴中阳也。入肝肾二脏。能固阴补精，暖腰膝，壮阴气，涩带浊，节小便，益髓兴阳，调经收血。若脾气大弱而畏酸者，姑暂止之，或和以甘草、煨姜亦可。

《本草崇原》：气味酸平，无毒。主治心下邪气寒热，温中，逐寒湿痹，去三虫，久服轻身。山茱萸色紫赤而味酸平，禀厥阴少阳木火之气化。手厥阴属心包，故主治心下之邪气寒热。心下乃厥阴心包之部也。手少阳属三焦，故温中。中，中焦也。中焦取汁，奉心化赤而为血，血生于心，藏于肝。足厥阴肝主之血，充肤热肉，故逐周身之寒湿痹。木火气盛，则三焦通畅，故去三虫。血充肌腠，故久服轻身……愚按：仲祖八味丸用山茱萸，后人去桂附，改为六味丸，以山茱萸为固精补肾之药。此外并无他用，皆因安于苟简，不深探讨故也。今详观《神农本草经》山茱萸之功能主治如此，学人能于《神农本草经》之内会悟，而广其用，庶无拘隘之弊。

2. 桔梗

味苦、平，性辛。入肺、胃经。宣肺、祛痰、利咽、排脓，宣通气血，泻火散寒，载药上浮。治感冒咳嗽，痰多不爽，咽喉肿痛，音哑，胸满痞闷，肺痈咳吐脓血。

《本草从新》：凡痰壅喘促、鼻塞目赤、喉痹咽痛、齿痛口疮、肺痈干咳、胸膈刺痛、下痢腹痛、腹满肠鸣，并宜苦梗以开之。为诸药舟楫，载之上浮，能引苦泄峻下之剂。至于至高之分成功又能下气何也？肺主气，肺金清，浊气自下行耳，养血排脓，补内漏。时珍曰：枳桔汤治胸中痞满不痛，取其通肺利膈下气也。甘桔汤通治咽喉口舌诸病，取其苦辛散寒、甘平除热也。宋仁宗加荆芥、防风、连翘，遂名如圣汤。王好古加味甘桔汤，失音加诃子，声不出加半夏，上气加陈皮，涎嗽加知母、贝母，咳渴加五味，酒毒加葛根，少气加人参，呕加半夏、生姜，吐脓血加紫菀，肺痿加阿胶，胸膈不利加枳壳，痞满加枳实，目赤加栀子、大黄，面肿加茯苓，肤痛加黄，发斑加荆、防，疫毒加牛蒡、大黄，不得眠加栀子。

《神农本草经》：味辛微温。主胸胁痛如刀刺，腹满，肠鸣，幽幽惊恐悸气。

《本草备要》：苦辛而平。色白属金，入肺泻热，兼入手少阴心、足阳明胃经。开提气血，表散寒邪，清利头目咽喉，开胸膈滞气。

《本草撮要》：味苦。入手太阴足少阴经。功专清喉利膈。得甘草能载引上行入肺。为舟楫之剂。开提气血，表散寒邪，清利咽喉。下痢腹痛腹满腹鸣，去浮皮。泔浸微炒用。畏龙胆、白芨。忌猪肉。有甜苦二种。甜者名荠。

《本草崇原》：气味辛，微温，有小毒。主治胸胁痛如刀刺，腹满，肠鸣幽幽，惊恐悸气。桔梗根色黄白，叶毛，味辛，禀太阴金土之气化。味苦性温，花茎紫赤，又禀少阴火热之气化。主治胸胁痛如刀刺者，桔梗辛散温行，能治上焦之胸痛，而旁行于胁，复能治少阳之胁痛而上达于胸也。腹满，肠鸣幽幽者，腹中寒则满，肠中寒则鸣。腹者土也，肠者金也。桔梗禀火土金相生之气化，能以火而温腹满之土寒，更能以火而温肠鸣之金寒也。惊恐悸气，少阴病也。心虚则惊，肾虚则恐，心肾皆虚则悸。桔梗得少阴之火化，故治惊恐悸气。

《本草经集注》：味辛、苦，微温，有小毒。主治胸胁痛如刀刺，腹满，肠鸣幽幽，惊恐悸气。利五脏肠胃，补血气，除寒热风痹，温中消谷，治喉咽痛，下蛊毒。一名利如，一名房图，一名白药，一名梗草，一名荠……节皮为之使，得牡蛎、远志治恚怒，得硝石、石膏治伤寒。畏白芨、龙眼、龙胆。

《景岳全书》：味苦微辛，气微凉。气轻于味，阳中有阴，有小毒，其性浮。用此者，用其载药上升，故有舟楫之号。入肺、胆、胸膈、上焦。载散药表散寒邪；载凉药清咽疼喉痹，亦治赤目肿痛；载肺药解肺热肺痈，鼻塞唾脓咳嗽；载痰药能消痰止呕，亦可宽胸下气。引大黄可使上升，引青皮平肝止痛。能解中恶蛊毒，亦治惊痫怔忡。若欲专用降剂，此物不宜同用。

《本草纲目》：辛，微温，有小毒……畏白及、龙胆草，忌猪肉。得牡蛎、远志、疗恚怒。得消石、石膏，疗伤寒……主口舌生疮，赤目肿痛。

3. 川芎

此味药见神芎丸【药论】。

4. 小茴香

味辛、性温。入肝、肾、脾、胃经。温中散寒，理气止痛，和胃。治寒疝，睾丸偏坠、胃腹冷痛、呕吐、肾虚腰痛、尿频、痛经。

《本草备要》：小茴辛平，理气开胃，亦治寒疝。食料宜之。大如麦粒，轻而有细棱者名大茴，出宁夏，他处小者名小茴。自番舶来，实八瓣者，名八角茴香。炒黄用，得酒良。得盐则入肾，发肾邪，故治阴疝。

《本草撮要》：味辛温。入足阳明少阴经。功专理气开胃。寒疝食料宜之，治阴疝以大小茴香各一两为末，猪胞一个，连尿入药，酒煮烂为丸，每服五十丸。一名时萝，一名八角茴香，一名舶茴香，功用略同。

《景岳全书》：味辛，气温，入心肾二脏。气味香甜，能升能降，最暖命门。改善逐膀胱寒滞，疝气腰疼，亦能温胃止吐，调中止痛，除霍乱反胃，齿牙口疾，下气解毒，兼理寒湿香港脚，调和诸馔，逐臭生香……但大茴性更暖，而此则稍温耳。

《本草纲目》：辛。温，无毒。小儿气胀，霍乱呕逆，腹冷不下食，两肋痞满。藏器。健脾，开胃气，温肠，杀鱼、肉毒，补水脏，治肾气，壮筋骨。日华。主膈气，消食，滋食味。李珣。

5. 陈皮

此味药见胃苓丸【药论】。

6. 青皮

味辛、苦，性温，色青气烈。入肝、胆、胃经。疏肝破气，消积化滞。治肝气郁结、胸胁疼痛、疝气痛、乳胀、乳房结块、乳痈、胃脘腹痛、消化不良、食积痞满、气滞血瘀所致的癥瘕积聚、久疟结癖。此外，青皮能疏肝泻肺，破滞削坚，除痰消痞，治疝痛乳肿。丹溪曰：乳房属阳，乳头属厥阴，乳母或因恣怒郁闷，浓味酿积，致厥阴之气不行，故窍不得出，阳明之血腾沸，故热甚而化脓。亦因其子有滞痰膈热，含乳而睡，嘘气致生结核者，初起便须忍痛揉软，吮令汁透，自可消散。治法以青皮疏肝滞，石膏清胃热，甘草节行浊血，瓜蒌消肿导毒。或加没药、橘叶、金银花、蒲公英、皂角刺、当归，佐以少酒，若于肿处灸三五壮尤捷。久则凹陷，名乳癌，不可治矣。青皮最能发汗，因皮能达皮，辛善发散，故有汗及气虚人禁用。

《本草备要》：辛苦而温，色青气烈。入肝胆气分。疏肝泻肺（柴胡疏上焦肝气，青皮平下焦肝气。凡泻气药，皆云泻肺），破滞削坚，除痰消痞。

《本草撮要》：味辛苦温，色青气烈。入足厥阴经。功专疏肝泻肺。治肝气郁积，胁痛多怒，久疟结癖，疝痛乳肿，发汗。有汗及气虚人禁用。醋炒用，治胸膈气逆，消肿散毒。妇人妒乳、内外吹、乳岩、乳痈用之皆效。

《景岳全书》：味苦辛微酸，味浓，沉也，阴中之阳。苦能去滞，酸能入肝，又入少阳、三焦、胆腑。削坚癖，除胁痛，解郁怒，劫疝疏肝，破滞气，宽胸消食。老弱虚赢，戒之勿用。

《本草纲目》：苦、辛，温、无毒……治胸膈气逆，胁痛，小腹疝痛，消乳痈，疏肝胆，泻肺气。

7. 白蒺藜

味苦、辛，性平。入肝、肺经。平肝、疏肝、祛风、明目。治头痛眩晕、胸胁不舒、乳房腹痛、乳闭不通、咳逆、肺痿、肺痈、癥痕、风疹瘙痒、目赤肿痛、多泪、角膜云翳、痈肿疮毒。另外沙苑蒺藜绿色似肾，故补肾。一般炒用，亦可代茶。白蒺藜三角有刺，去刺，酒拌蒸。一般风家宜白蒺藜，补肾则沙苑者为优，余功略同。

《神农本草经》：味苦温。主恶血，破症结积聚，喉痹，乳难。久服，长肌肉，明目轻身……案说文云：荠，蒺藜也；诗曰：墙上有荠，以茨为茅苇，开屋字；尔雅云：茨，蒺藜，郭璞云：布地蔓生细叶，子有三角刺人；毛诗云：墙上有茨；传云：茨，蒺藜也，旧本作蒺藜，非。

《本草备要》：苦温补肾，辛温泻肺气而散肝风，益精明目。治虚劳腰痛，遗精带下，咳逆肺痿，乳闭癥瘕，痔漏阴㿉，肾、肝、肺三经之病，催生堕胎（刺蒺藜主恶血，故能破症下胎）。

《本草撮要》：味苦辛。入足少阴厥阴经。功专通利破血去风。得鸡子油治偏枯神效。得贝母下死胎。得当归通月事。牙齿摇动者，以根烧灰涂之。

《本草经集注》：味苦、辛，温、微寒，无毒。主治恶血，破症结积聚，喉痹，乳难。身体风痒，头痛，咳逆，伤肺，肺痿，止烦，下气。小儿头疮，痈肿，阴溃，可作摩粉。其叶，主风痒，可煮以浴。久服长肌肉，明目，轻身。一名旁通，一名屈人，一名止行，一名豺羽，一名升推，一名即，一名茨……乌头为之使。

《景岳全书》：味苦微辛微甘，微凉。能破癥瘕结聚，止遗溺泄精，疗肺痿肺痈，翳膜目赤，除喉痹癣疥痔瘰癫风，通身湿烂恶疮，乳岩带下俱宜，催生止烦亦用，凉血养血，亦善补阴。用补宜炒热去刺，用凉宜连刺生捣，祛风解毒，白者最良。

《本草崇原》：气味苦温，无毒。主治恶血，破癥瘕积聚，喉痹，乳难。久服长肌肉，明目，轻身……其沙苑蒺藜一种，生于沙地，形如羊肾，主补肾益精，治腰痛虚损，小便遗沥。所以然者，味甘带腥，禀阳明土金之气，土生金而金生水也。

《本草纲目》：甘，温，无毒……补肾，治腰痛泄精，虚损劳乏。

8. 川楝子

味苦，性寒，有小毒。入肝、胃、小肠经。理气止痛，杀虫。能治肝胃气痛、胁痛、疝痛、痛经、虫积腹痛、乳腺肿痛、头癣。

《夷坚志》：消渴症有虫、耗其津液者，取根、皮浓煎，加少麝服，下其虫而渴自止。脾胃虚寒忌之……茴香为使。

《本草备要》：苦寒有小毒。能入肝舒筋，能导小肠、膀胱之热，因引心包相火下行，通利小便。为疝气要药。亦治伤寒热狂、热厥，腹痛心痛。杀三虫，疗疡疥。

《本草撮要》：味苦。入手少阴足厥阴少阴经。功专治诸疝。得延胡索治热厥心痛。得吴茱萸治气痛囊肿。得补骨脂、小茴香、食盐治偏坠痛不可忍。有虫耗其津液者，取根皮浓煎，少加麝服之，下其虫而渴自止。脾胃虚寒者宜忌。

《本草经集注》：味苦，寒，有小毒。主治温疾，伤寒大热烦狂，杀三虫，疗疡，利小便水道。根，微寒，治蛔虫，利大肠。生荆山山谷，处处有，世人五月五日皆取花叶佩带之，云辟恶。其根以苦酒磨涂疥，甚良。煮汁作糜，食之去蛔虫。

《景岳全书》：味苦，性寒，有小毒，阴也。能治伤寒瘟疫烦热狂躁，利小水，泻肝火，小肠膀胱湿热，诸疝气疼痛，杀三虫疗癞，亦消阴痔。丸散汤药任意可用。

《本草纲目》：苦，寒，有小毒……得酒煮，乃寒因热用也，茴香之使……治诸疝虫痔。

9. 吴茱萸

味辛、苦，性热，有小毒。入肝、胃经。温中止痛，降逆止呕，燥湿，杀虫。能治疗肝胃不和之脘腹冷痛、呕逆吞酸、食积泻利，还可治疗胁痛、厥阴头痛、疝痛、风湿痹痛、脚气肿痛、痛经、蛲虫病。另外，吴茱萸研末醋调敷两足心（即涌泉穴）可以治疗高血压和口腔溃疡。调成软膏涂治湿疹、黄水疮和神经性皮炎。吴茱萸性燥热，可以祛风寒湿，也可以润肝燥脾，温中下气，除湿解郁，祛痰杀虫，开腠理，逐风寒。治厥阴头痛，如仲景用吴茱萸汤。阴毒腹痛，呕逆吞酸，亦有吐酸者，宜降火清痰，用吴茱萸做向导。痞满噎膈，食积泻痢，血痹阴疝，痔疾肠风，足癣脚水肿，口舌生疮，冲脉为病，气逆里急，吴茱萸性虽热，而能引热下行，然走气动火，昏目发疮，血虚有火者禁用。陈者良。恶丹参、硝石。

《神农本草经》：味辛温。主温中，下气，止痛，咳逆，寒热，除湿血痹，逐风邪，开凑理①根杀三虫。

《本草备要》：辛苦大热，有小毒。入足太阴血分，少阴、厥阴气分。润肝燥脾，温中下气，除湿解郁，祛痰杀虫，开腠理，逐风寒。治厥阴头痛，阴毒腹痛，呕逆吞酸。

《本草撮要》：味辛苦。入足太阴阳明厥阴经。功专温中下气。得干姜治吞酸。得黄连、白芍治赤白下利。得茯苓治痰饮。惟损气动火，昏目发疮，病非寒滞有湿者勿用。即有寒湿者亦宜少用。开口陈久者良。滚汤泡去苦汁。止呕黄连水炒。治疝盐水炒。治血醋炒。恶丹参、硝石。畏紫石英。

《本草经集注》：味辛，温、大热，有小毒。主温中下气，止痛，咳逆，寒热，除湿血痹，逐风邪，开腠理。去淡冷，腹内绞痛，诸冷、实不消，中恶、心腹痛，逆气，利五脏。根：杀三虫。根白皮：杀蛲虫，治喉痹咳逆，止泄注，食不消，

---

① 凑理：即腠理也。

女子经产余血。治白癣……恶丹参、硝石、白垩，畏紫石英。

《景岳全书》：味辛苦，气味俱浓，升少降多，有小毒。能助阳健脾，治胸膈停寒，胀满痃癖，化滞消食，除吞酸呕逆霍乱，心腹蓄冷，中恶绞痛，寒痰逆气，杀诸虫鬼魅邪疰，及下焦肝肾膀胱寒疝，阴毒疼痛，止痛泻血痢，浓肠胃，去湿气肠风痔漏，香港脚水肿。然其性苦善降，若气陷而元气虚者，当以甘补诸药制而用之。

《本草崇原》：气味辛温，有小毒。主治温中下气，止痛，除湿血痹，逐风邪，开腠理，咳逆寒热。

10. 肉桂

味辛、甘，性大热。入肾、脾、肝经。补肾阳，暖脾胃，除积冷，通脉，止痛。主治肾阳不足之阳痿，尿频，腰膝冷痛，低血压症；脾阳不振之胃腹冷痛，食少溏泄；妇女冲任虚寒之痛经，闭经，癥瘕；外科的阴疽色白，漫肿不溃或久溃不敛。穴位或局部外敷治疗面神经麻痹、支气管哮喘等。因肉桂大热，善补肾阳命火，可以补命门相火之不足，益阳消阴。治痼冷沉寒，能发汗疏通血脉，宣导百药。祛营卫风寒，表虚自汗，腹中冷痛，咳逆结气。忌生葱、石脂。

《神农本草经》：牡桂味辛温。主上气咳逆，结气喉痹，吐吸，利关节，补中益气。久服通神，轻身不老……郭璞云：今人呼桂皮厚者，为木桂，及单名桂者，是也，一名肉桂，一名桂枝，一名桂心。

《本草备要》：辛甘大热，气浓纯阳。入肝、肾血分，补命门相火之不足，益阳消阴。治痼冷沉寒，能发汗疏通血脉，宣导百药。去营卫风寒，表虚自汗，腹中冷痛，咳逆结气。

《本草撮要》：味甘辛。入足厥阴经。功专疗沉寒痼冷，益火消阴，通经催生。得人参、麦冬、甘草能益中气。得紫石英治吐逆。得二苓、泽泻、白术行水，去粗皮用。得人参、甘草、麦冬良。忌生葱、石脂。

《本草经集注》：味甘、辛，大热，有毒。主温中，利肝肺气。心腹寒热，冷疾，霍乱，转筋，头痛，腰痛，出汗，止烦，止唾，咳嗽，鼻塞，能堕胎，坚骨节，通血脉，理疏不足，宣导百药，无所畏。久服神仙，不老。

《景岳全书》：味辛甘，气大热，阳中之阳也。有小毒，必取其味甘者乃可用……肉桂味重，故能温补命门，坚筋骨，通血脉，治心腹寒气，头疼咳嗽鼻，霍乱转筋，腰足脐腹疼痛，一切沉寒痼冷之病。且桂为木中之王，故善平肝木之阴邪，而不知善助肝胆之阳气。惟其味甘，故最补脾土，凡肝邪克土而无火者，用此极妙。与参、附、地黄同用，最降虚火，及治下焦元阳亏乏。与当归、川芎同用，最治妇人产后血瘀，儿枕腹痛，及小儿痘疹虚寒，作痒不起。虽善堕胎动血，用须防此二证。若下焦虚寒，法当引火归元者，则此为要药，不可误执。

《本草崇原》：气味辛温，无毒。主上气咳逆，结气，喉痹，吐吸，利关节，补中益气。久服通神，轻身不老。

《本草纲目》：甘、辛，大热，有小毒……治寒痹风喑，阴盛失血，泻痢惊痫。

11. 木香

味辛、苦，性温。入肝、脾、胃、大肠经。行气止痛，温中和胃。治中寒气滞、胸腹胀痛、呕吐、反胃、泄泻、痢疾里急后重、癥瘕疼痛、虫积腹痛。生用行气止痛，煨用止泻。不宜久煎。

《神农本草经》：味辛。主邪气，辟毒疫温鬼，强志，主淋露。久服，不梦寤魇寐。

《本草备要》：辛苦而温。三焦气分之药，能升降诸气，泄肺气，疏肝气，和脾气。治一切气痛，九种心痛，呕逆反胃，霍乱泻痢，后重癃闭，痰壅气结，癖症块，肿毒虫毒，冲脉为病，气逆里急。杀鬼物，御瘴雾，去腋臭，宽大肠，消食安胎。过服损真气。

《本草撮要》：味辛苦。入手太阳经。功专调气散滞。得黄连治滞下。得槟榔治下焦气滞。得橘皮、肉果、生姜治腹间滞塞冷气，功效捷速。煨熟实大肠。过服损气。畏火。

《本草经集注》：味辛，温，无毒。主治邪气，辟毒疫温鬼，强志，主淋露。治气劣，肌中偏寒，主气不足，消毒，杀鬼精物，温疟，蛊毒，行药之精。久服不梦寤魇寐，轻身致神仙，一名蜜香。

《景岳全书》：味苦辛，性温。气味俱浓，能升能降，阳中有阴。行肝脾肺滞如神，止心腹胁气痛甚捷。和胃气，止吐泻霍乱；散冷气，除胀疼呃逆。治热痢可佐芩、连，固大肠火煨用。顺其气，症积恶逆自除；调其气，安胎月经亦用。亦治疫疠温疟，亦杀蛊毒鬼精。若下焦气逆诸病，亦可缩小便，亦能通秘结，亦能止气逆之动血，亦能消气逆之痈肿。

《本草崇原》：气味辛温，无毒。主治邪气，辟毒疫温鬼，强志，主淋露。久服不梦寤魇寐。

《本草纲目》：辛，温，无毒……辟毒疫温鬼，强志，主淋露，久服不梦寤魇——本经。消毒，杀鬼精物，温疟蛊毒，气劣气不足，肌中偏寒，引药之精。别录。治心腹一切气，膀胱冷痛，呕逆反胃，霍乱泄泻痢疾，健脾消食，安胎——大明。九种心痛，积年冷气，痃癖癥块胀痛，壅气上冲，烦闷羸劣，女人血气刺心，痛不可忍，末酒服之——甄权。散滞气，调诸气，和胃气，泄肺气——元素。行肝经气；煨熟，实大肠——震亨。治冲脉为病，逆气里急，主胕渗小便秘——好古。

12. 枳实

此味药见抱龙丸【药论】。

13. 桃仁

味苦、甘，性平。入心、肝、大肠经。活血行瘀，润燥滑肠。治痛经、闭经、产后瘀阻腹痛、癥瘕积聚、跌打损伤、肺痈、肠痈、肠燥便秘、皮肤血热燥痒、血滞风痹。孕妇忌服。桃仁苦以泄血滞，甘以缓肝气新血，通大肠血秘、治热入血室、血燥血痞、损伤积血、血痢经闭、咳逆上气、皮肤血热、燥痒蓄血、发热如狂、如仲景治膀胱蓄血，用桃仁承气汤即调胃承气汤加桃仁、桂枝；抵当汤，用桃仁、大黄、虻虫、水蛭（即马蟥）。水蛭即食血之虫，能通肝经聚血，性最难死，虽炙为末，得水即活，若入腹中，生子为患，田泥和水饮下之。虻虫即蚊虫，因其食血，故用以治血。血不足者禁用。行血连皮、尖生用。润燥去皮、尖炒用，俱研碎，或烧存性用。双仁者有毒，不可食。香附为使。

《神农本草经》：桃核仁味苦平。主瘀血，血闭瘕邪，杀小虫。桃花杀注恶鬼，令人好颜色。桃枭，微湿，主杀百鬼精物（初学记引云，枭桃在树不落，杀百鬼）。桃毛，主下血瘕寒热，积寒无子，桃蠹，杀鬼邪恶不祥。

《本草备要》：苦平微甘，厥阴血分药。苦以泄血滞，甘以缓肝气新血。通大肠血秘。治热入血室，血燥血痞，损伤积血。血痢经闭，咳逆上气，皮肤血热，燥痒蓄血，发热如狂。血不足者禁用。行血连皮、尖生用，润燥去皮、尖炒用，俱研碎，或烧存性用。双仁者有毒，不可食。香附为使。

《本草撮要》：味苦甘辛。入手足厥阴经血分。功专破瘀润肠，止心腹痛。得吴茱萸治冷劳减食。得延胡索、川楝子治肝厥胃脘痛。妇人阴痒，杵桃仁绵裹塞之，阴肿敷之立效。疟疾寒热以桃仁一百枚去皮尖，置钵内研成膏，不得犯生水，入黄丹三钱，丸梧子大，每服三丸，当发日面北温酒下。合此丸须端午午时。忌妇人鸡犬见。

《景岳全书》：味苦辛微甘，气平，阴中有阳，入手足厥阴经。去皮尖用。善治瘀血血闭，血结血燥，通血隔，破血症，杀三虫，润大便，逐郁滞，止鬼疰血逆疼痛膨胀，疗跌扑损伤。若血枯经闭者，不可妄用。

《本草崇原》：气味苦甘平，无毒。主治瘀血血闭，癥瘕邪气，杀小虫。桃仁、杏仁味俱甘苦，杏仁苦胜，故曰甘苦，桃仁甘胜，故曰苦甘。桃色先青后紫，其味甘酸，禀木气也，其仁亦主疏肝，主治瘀血血闭，疏肝气也。癥瘕邪气乃血与寒汁沫，留聚于肠胃之外，凝结而为癥瘕，肝气和平，则癥瘕邪气自散矣。杀小虫者，厥阴风胜则生虫，肝气疏通而虫自杀矣。

《本草纲目》：苦、甘、平，无毒……主血滞风痹骨蒸，肝疟寒热，鬼注疼痛，产后血瘕。

14. 大腹皮

味辛，性微温。入脾、胃经。下气，宽中，利水。治腹胀、泻痢、水肿、脚气、小便不利。大腹皮辛通行水，泄肺和脾。下气行水，通大肠小肠。治水肿足癣，痞胀痰膈，瘴疟霍乱。气虚者忌用。子，似槟榔，腹大形扁（故与槟榔同功）。取皮，酒洗，黑豆汤再洗。煨用（因鸩鸟多栖其树，故宜洗净）。

《本草撮要》：味辛温。入足阳明太阴经。功专泄肺和脾，下气行水，通大小肠。主治水肿香港脚，痞胀痰膈，瘴疟霍乱。气虚者忌用。

《景岳全书》：味微辛，性微温。主冷热邪气，下一切逆气滞气攻冲心腹大肠，消痰气吞酸痞满，止霍乱，逐水气浮肿，香港脚瘴疟，及妇人胎气恶阻胀闷，并宜加姜盐同煎。凡用时，必须酒洗炒过，恐其有鸩鸟毒也。

《本草纲目》：辛，微温，无毒……降逆气，消肌肤中水气浮肿，脚气壅逆，瘴疟痞满，胎气恶阻胀闷。

15. 海藻

味苦、咸，性寒。入肝、胃、肾经。消痰，软坚散结，利水泄热。治地方性甲状腺肿大、淋巴结结核、癥瘕、水肿、脚气、睾丸肿痛。反甘草。

《神农本草经》：味苦寒。主瘿瘤气，颈下核，破散结气，痈肿癥瘕坚气，腹中上下鸣，下水十二肿。一名落首。

《本草备要》：泻热，软坚痰，消瘿瘤，咸润下而软坚，寒行水以泻热。故消瘿瘤、桔核、阴癥之坚聚，痰饮，香港脚，水肿之湿热。消宿食，治五膈。

《本草经集注》：味苦、咸，寒，无毒。主治瘿瘤气，颈下核，破散结气、痈肿、癥瘕，坚气，腹中上下鸣，下十二水肿。治皮间积聚暴溃，留气热结，利小便。

《景岳全书》：味若咸，性微寒，阴也，降也。善降气清热，消膈中痰壅，故善消颈项瘿瘤结核，及痈肿癥积，利小便，逐水气，治湿热气急，腹中上下雷鸣，疗偏坠疝气疼痛，消奔豚水气浮肿，及百邪鬼魅热毒。

《本草崇原》：气味苦咸寒，无毒。主治瘿瘤结气，散颈下硬核痛，痈肿，癥瘕坚气，腹中上下雷鸣，治十二水肿。咸能软坚，咸主润下，海藻生于海中，其味苦咸，其性寒洁，故主治经脉外内之坚结，瘿瘤结气，颈下硬核痛，痈肿，乃经脉不和而病结于外也。癥瘕坚气，腹中上下雷鸣，乃经脉不和。而病结于内也。海藻形如乱发，主通经脉，故治十二经水肿，人身十二经脉流通，则水肿自愈矣。

《本草纲目》：苦、咸、寒，无毒……按东垣李氏治瘰疬马刀，散肿溃坚汤，海藻、甘草两用之。盖以坚积之病，非平和之药所能取捷，必令反夺以成其功也。

16. 延胡索

延胡索，又名元胡。味苦、微辛，性温。入肝、胃经。活血，利气，止痛。

治胃痛、胸胁痛、腹痛、暴腰痛、疝痛、痛经、产后血瘀腹痛、癥瘕、跌打损伤。醋制后用，可增强止痛效果。孕妇忌服。延胡索能行血中气滞，气中血滞，通小便，除风痹。治气凝血结、上下内外诸痛、癥瘕、崩淋、月经不调、产后血晕、暴血上冲、折伤积血、疝气。为活血、利气第一药。然辛温走而不守，通经坠胎，血热、气虚者禁用。酒炒行血，醋炒止血，生用破血，炒用调血。

《本草撮要》：味辛。入足太阴厥阴经。功专破血行伤。得川楝子治热厥心痛。得茴香治小儿盘肠痛。独用力迅，宜兼补气血药。血热气虚者禁。酒炒行血，醋炒止血，生用破血，炒用调血。

《景岳全书》：味苦微辛，气微温，入肝脾二经。善行滞气，破滞血，血中气药。故能止腹痛，通经，调月水淋滞，心气疼痛，破症癖跌扑凝瘀，亦善落胎，利小便，及产后逆血上冲。俱宜以酒煮服，或用酒磨服亦可。然性惟破气逐血，必真有血逆气滞者方可用。若产后血虚，或经血枯少不利，气虚作痛者，皆大非所宜。

17. 五味子

味酸，性温。入肺、肾经。敛肺滋肾，止津止汗，涩精止泻，安神。治久嗽虚喘、消渴、津少口干、自汗、盗汗、遗精、久泻、瞳孔散大、健忘、失眠。五味子因五味俱备。其中皮甘，肉酸，核中苦辛，但都有咸味，所以其酸咸为多，专收敛肺气而滋肾水。能益气生津、补虚明目、强阴涩精、退热敛汗、止呕住泻、宁嗽定喘、除烦渴、消水肿、解酒毒、收耗散之气、治瞳子散大。但应注意的是嗽初起脉数有实火者忌用。

《神农本草经》：味酸温。主益气，咳逆上气，劳伤羸瘦，补不足，强阴，益男子精。

《本草撮要》：味酸。兼咸苦甘辛。入手太阴足少阴经。功专敛肺经浮游之火，归肾藏散失之元。得半夏治痰。得阿胶定喘。得吴茱萸治五更肾泄。瞳子散大，咳嗽初起，脉数有实火者忌用。入滋补药蜜浸蒸，入劳嗽药生用槌碎核；若风寒在肺宜南产者，苁蓉为使。恶葳蕤。

《本草经集注》：味酸，温，无毒。主益气，咳逆上气，劳伤羸瘦，补不足，强阴，益男子精。养五脏，除热，生阴中肌。一名会及，一名玄及……苁蓉为之使，恶葳蕤，胜乌头。

《景岳全书》：皮甘肉酸，性平而敛；核仁味辛苦，性温而暖，俱兼咸味，故名五味。入肺、肾二经。南者治风寒咳嗽，北者疗虚损劳伤。整用者用其酸，生津解渴，止泻除烦，疗耗散之肺金，滋不足之肾水，能收敛虚火，亦解除酒毒。敲碎者用其辛温，补元阳，壮筋骨，助命门，止霍乱。但感寒初嗽当忌，恐其敛束不散。肝旺吞酸当忌，恐其助木伤土。

《本草崇原》：气味酸温，无毒。主益气，咳逆上气，劳伤羸瘦，补不足，强阴，益男子精……五味子色味咸五，乃禀五运之精，气味酸温，得东方生长之气，故主益气。肺主呼吸，发原于肾，上下相交，咳逆上气，则肺肾不交。五味子能启肾脏之水精，上交于肺，故治咳逆上气。本于先天之水，化生后天之木，则五脏相生，精气充足，故治劳伤羸瘦，补不足。核形象肾，入口生津，故主强阴。女子不足于血，男子不足于精，故益男子精。